ZOOLOGIE

DES ÉCOLES, DES SALLES D'ASILE

ET DES FAMILLES

Cette Zoologie, *histoires et leçons explicatives* destinée aux écoles et aux salles d'asile, forme cinq volumes qui se vendent séparément.

Les trois premiers volumes coûtent 1 fr. 25 c. chacun; le quatrième volume, 1 fr. 25 c., et le cinquième volume, 2 francs.

Une série de dix grandes images imprimées en chromolithographie correspond à chaque volume et se vend 5 fr.

1re *série*. Introduction à l'étude de la Zoologie. — Singe. — Ours. — Blaireau. — Loutre. — Lion. — Tigre. — Chat. — Hyène. — Loup et Renard. — Chien.

2e *série*. Castor. — Lièvre. — Vache et Bœuf. — Mouton. — Chèvre. — Chamois. — Cerf. — Renne. — Chameau. — Girafe.

3e *série*. Porc. — Sanglier. — Hippopotame. — Cheval. — Ane. — Rhinocéros. — Éléphant. — Kangouroo et Sarigue. — Phoque. — Baleine.

Les trente images des trois premières séries se vendent aussi divisées en *Animaux domestiques* : 10 sujets, 5 francs, et *Animaux sauvages* : 20 sujets, 10 francs.

4e *série*. Aigle. — Hibou. — Perroquet. — Hirondelle et Moineau. — Coq et Poule. — Dinde et Dindon. — Autruche. — Héron et Cygne. — Canard et Oie. — Pélican et Manchot.

5e *série*. Chauve-souris. — Paresseux et Écureuil. — Oiseau-mouche. — Paon. — Vipère, Lézard, Tortue et Grenouille. — Carpe, Cyprin doré et Anguille. — Araignée et Scorpion. — Ver à soie, Abeille et Libellule. — Écrevisse, Sangsue et Lombric. — Huîtres, Moule et Coraux. — Récapitulation et classification.

14035-11. — Corbeil. Imprimerie Crété.

ENSEIGNEMENT PAR LES YEUX

ZOOLOGIE

DES ÉCOLES, DES SALLES D'ASILE ET DES FAMILLES

PAR

Mme PAPE-CARPANTIER

PREMIÈRE SÉRIE

INTRODUCTION

SINGE — OURS — BLAIREAU

LOUTRE — LION — TIGRE — CHAT — HYÈNE

LOUP ET RENARD — CHIEN

Huitième Édition

ILLUSTRÉE DE GRAVURES DANS LE TEXTE

PARIS

LIBRAIRIE HACHETTE ET Cie

79, BOULEVARD SAINT-GERMAIN, 79

1 fr. 25

ENSEIGNEMENT PAR LES YEUX

ZOOLOGIE

DES ÉCOLES, DES SALLES D'ASILE ET DES FAMILLES

PAR

Mme PAPE-CARPANTIER

PREMIÈRE PARTIE

INTRODUCTION
SINGE — OURS — BLAIREAU
LOUTRE — LION — TIGRE — HYÈNE
LOUP ET RENARD — CHIEN

Neuvième Édition

ILLUSTRÉE DE GRAVURES DANS LE TEXTE

PARIS
LIBRAIRIE HACHETTE ET Cie
79, BOULEVARD SAINT-GERMAIN, 79

1911

PRÉFACE

DE LA PREMIÈRE ÉDITION

Quand on examine sincèrement, et en dehors de toute influence d'habitude, l'ordre dans lequel les diverses branches d'instruction sont introduites dans la marche des études, on ne peut se défendre d'un profond étonnement et d'une certaine tristesse.

Il semble, en effet, que l'on commence par où l'on devrait finir — et que l'on finit par où il faudrait commencer.

Ainsi, comment s'expliquer que l'histoire naturelle ait été reléguée à la dernière année des études, ou même en soit si souvent écartée tout à fait? L'histoire naturelle si attrayante, si remplie de notions variées, faciles, pratiques; si religieuse surtout! et don les côtés délicats peuvent si facilement être ajournés !

Pourtant, quel sujet d'étude plus intéressant pour le élèves que l'histoire des animaux, ou la *zoologie*, qu:

forme la première partie de l'histoire naturelle? L'enfant le plus froid pour une science exacte, le plus indifférent pour tout le reste, s'émeut à l'aspect d'un animal, d'un être vivant et animé comme lui. Il veut le saisir, le posséder, en faire son ami ou son serviteur, ou encore, trop souvent, son esclave et sa victime!

Ce qui attire ainsi l'enfant vers l'animal, c'est le charme de la vie : de la vie, dont il jouit lui-même sans la connaître, sans savoir ce qu'elle coûte, où elle tend, ce qu'elle vaut!... La vie, don suprême, qu'il faut lui apprendre de très bonne heure à respecter dans ses inférieurs, afin que, plus tard, il sache d'autant plus la respecter dans ses semblables!

Qu'on en soit bien convaincu : le respect de la vie introduit dans le cœur de l'enfant, c'est le crime de la guerre d'agression avorté dans le cœur de l'homme!

J'espère que ces histoires et leçons, données sous une forme simple, familière, sans noms techniques, sans prétention, mais non sans méthode, répondront, et bien au delà, aux programmes actuels de l'instruction primaire. Chaque classe, chaque enfant y puisera selon sa force; et ceux qui auront tout retenu, posséderont un ensemble de connaissances qu'ils n'eussent peut-être pas acquis sous des formes plus pompeuses ou plus scientifiques.

Je ne terminerai pas sans remercier M. et Mme Charles Delon du concours qu'ils m'ont donné dans la réalisation de cet ouvrage ; concours sans lequel mes occupations, très lourdes, ne m'eussent pas permis de le terminer aussi promptement.

Ce mot n'est qu'un acquit de conscience, en attendant que, dans un ouvrage plus considérable, je présente M. et Mme Delon comme collaborateurs, au public judicieux qui comprend l'importance et l'urgence d'une réforme pédagogique.

MARIE PAPE-CARPANTIER

Avril 1868.

INTRODUCTION

En vous donnant ces petits volumes, chers enfants, je veux vous dire la pensée qui m'a engagée à les écrire.

L'été dernier, je me promenais dans une vaste campagne. Autour de moi s'étendaient de fraîches prairies où paissaient des moutons. Dans les chemins, des attelages de bœufs ramenaient aux granges de lourds chariots chargés de foin. Au bas de la plaine, une rivière tranquille coulait entre les saules, et une foule de petits poissons frétillaient dans ses eaux transparentes; tandis que sur ses bords les oiseaux gazouillaient, en voltigeant d'un arbre à l'autre. Sur la côte, le village s'étalait gaiement au grand soleil, ainsi que les champs de blé où des enfants comme vous cueillaient des fleurettes. Plus loin s'étageaient les bois sombres, les hautes collines; et par dessus les collines et les bois, des montagnes grises tranchaient sur l'horizon.

Comme tout cela est beau, pensais-je! Comme tout cela parle à qui sait observer et comprendre! Les rochers et les eaux, les grands arbres et les fleurs, les animaux familiers qui paissent dans nos prairies, et jusqu'aux bêtes sauvages qui se cachent dans les forêts, nous montrent la puissance et la grandeur du Dieu qui les a faits!... Et comme vous êtes, chers enfants, la préoccupation continuelle de ma vie, je pensais à vous! J'aurais voulu vous avoir là, près de moi... Je vous aurais montré toutes les choses qui m'entouraient. Je vous aurais fait admirer leurs beautés, auxquelles souvent nous ne faisons pas attention. Je suis sûre, me disais-je, qu'on les captiverait, ces jeunes amis, en leur parlant des animaux, des forêts, des montagnes, comme ils aiment à en entendre parler. Ils écouteraient ces récits avec intérêt, et tout en leur causant du plaisir, on leur apprendrait beaucoup de choses intéressantes aujourd'hui, utiles plus tard!

Mais comme vous n'étiez pas là, il m'est venu à la pensée d'écrire pour vous ces récits. Et voilà que vous, enfants, qui ne m'avez jamais vue, quoique je sois votre amie dévouée, vous allez connaître mes histoires comme si j'avais eu le plaisir de vous les raconter en personne. Voyez l'immense avantage de savoir lire! La lecture n'est-elle pas, quand on y réfléchit, quelque chose de vraiment admirable! Et ne mérite-t-elle pas qu'on s'applique pour l'acquérir?...

Il faut commencer par vous dire, mes bons enfants, que tout ce qui nous entoure, animaux, plantes, montagnes, mers, soleil, enfin tout ce que nous voyons par nos yeux, et même une foule de choses que nos regards ne peuvent atteindre, est l'œuvre magnifique du Dieu tout-puissant et s'appelle l'UNIVERS, ou la NATURE.

La Nature est un immense enchaînement de choses, où tout se tient, où rien ne peut exister seul, où chaque être pour subsister a besoin des autres. Nous par exemple, que deviendrions-nous si nous n'avions les animaux et les plantes pour nous nourrir et nous vêtir les minéraux pour fabriquer nos maisons et alimenter nos industries? De quoi se nourriraient les animaux s'il n'y avait des plantes? D'où les plantes tireraient-elles la sève qui entretient leur vie, s'il n'y avait la terre qui les supporte et les alimente par leurs racines? La terre elle-même que deviendrait-elle sans le soleil qui l'éclaire et la réchauffe ?

Mais si aucun être et aucune chose ne peuvent exister que par l'aide et avec le concours des autres êtres et des autres choses, il en résulte que lorsque nous voulons étudier la Nature, nous sommes obligés de diviser notre travail en deux parties : d'abord de regarder les côtés par lesquels l'objet de notre étude se rattache aux autres objets; ensuite de prendre chaque objet ou chaque être à part; de les examiner successivement, de les comparer entre eux pour savoir en quoi ils se ressemblent et en quoi ils diffèrent; de les *classer* enfin, c'est-à-dire de les ranger dans un ordre qui nous permette de les retrouver. Sans ordre, sans classement, nous étudierions en vain, parce que notre intelligence ne serait ni assez vaste, ni assez forte pour tout apercevoir et tout retenir; et sans vue d'ensemble nous n'acquerrions que des notions étroites et bornées.

La connaissance de la Nature, mes chers enfants, est une *science*. On appelle cette science l'*histoire naturelle*.

Un grand nombre d'hommes éminents ont consacré leur vie à étudier la nature dans ses diverses parties. Les uns ont choisi les animaux, comme les deux Geoffroy

Saint-Hilaire et Georges Cuvier; d'autres, les pierres, comme Haüy; d'autres, les astres, comme Galilée et Laplace. Cependant, cette grande science est loin d'être complète ! Les savants eux-mêmes ne connaissent point tout ce qu'il y a à connaître, ne savent point tout ce qu'il y a à savoir. A mesure qu'on apprend plus de choses, on s'aperçoit qu'on en ignore un plus grand nombre.

Mais qu'importe, puisque ce que nous découvrons nous apprend à connaître toujours davantage Dieu et nous-mêmes ! Car c'est là l'important.

On a distribué tout ce qui constitue l'histoire naturelle en *classes* et *groupes* d'êtres ou d'objets se ressemblant sous certains rapports.

Tous ces êtres ou objets forment deux grandes séries : ceux qui ont la *vie*, comme les animaux et les plantes; et ceux qui ne l'ont pas, comme les pierres, le fer, les eaux, les nuages.

La première série s'appelle *série organique*, parce que les êtres qui la composent ont des *organes*, c'est-à-dire des instruments pour accomplir les fonctions de leur existence. Par exemple, les animaux ont des organes qui sont les yeux, les oreilles, les mains, les pieds. Les plantes ont aussi des organes, qui sont les feuilles, les fleurs, les racines, c'est-à-dire des instruments pour accomplir les fonctions de leur vie.

La seconde série est formée de choses qui n'ont pas la vie, et par conséquent n'ont pas d'organes : on l'appelle *série inorganique;* elle contient les pierres, les métaux, l'air, et beaucoup d'autres choses que vous saurez vous-mêmes désigner dans quelque temps.

La série organique se divise en deux parts qu'on

appelle *règnes :* le *règne animal,* qui comprend les *animaux;* et le *règne végétal,* qui comprend les *végétaux.*

La série inorganique est aussi divisée en deux règnes: le *règne minéral* qui comprend les *minéraux*, et un autre règne dont on vous parlera un peu plus tard.

Voyons maintenant quelles différences existent entre les trois règnes que nous venons de nommer, et à quoi on peut reconnaître qu'un objet appartient à l'un ou à l'autre de ces trois règnes.

D'abord, pour le règne minéral c'est bien facile: les *minéraux* n'ont pas la vie. Ils n'ont pas d'organes, ils ne se développent ni ne croissent de la même manière que les animaux et les plantes, et ils n'ont pas le mouvement. Mais entre les animaux et les végétaux, la différence n'est pas toujours aussi grande que vous pourriez le croire. Les animaux et les plantes ont la vie, et grandissent. Les animaux sont très évidemment sensibles. Les plantes ont-elles aussi de la sensibilité ? Peuvent-elles, comme les animaux, éprouver du plaisir et de la souffrance ? D'autres vous diraient non, quoique au fond personne n'en sache rien. Pour moi, mes chers enfants, je crois que les plantes sentent, non pas à notre manière ni à celle des animaux, mais à leur manière à elles. Je crois très sincèrement que les fleurs sont heureuses quand elles s'ouvrent aux rayons du soleil, ou quand la rosée vient les rafraîchir; comme je crois qu'elles souffrent lorsque la gelée d'hiver les fait périr, ou que des enfants mal inspirés les brisent.

Quand il s'agit d'une espèce d'animaux bien caractérisés, comme un chien, un oiseau, ou tout autre ayant la faculté de se transporter d'un lieu à un autre, personne ne peut s'y tromper. Mais il y a des animaux, dont je vous raconterai l'histoire, qui vivent presque sans mouvement, collés à la même place sur des rochers, et qui ressemblent tellement à des plantes qu'il devient difficile de savoir si ce ne sont pas en effet plutôt des végétaux que des animaux.

Nous aussi, chers enfants, nous faisons partie de la nature, vous, moi, et tous les autres hommes. Nous sommes des êtres organisés, et même les plus parfaitement, les plus délicatement organisés de tous les êtres que nous connaissons. Vous entendrez dire quelquefois : l'*homme est un animal raisonnable*, ou bien encore : *c'est le plus beau, le plus intelligent de tous les animaux*; et cette manière de parler vous étonnera peut-être. Alors, mes chers enfants, il faudra bien comprendre que, dans ce cas, le mot *animal* ne veut pas dire une bête, une brute, un être sans raison, puisqu'on dit au contraire un animal *raisonnable*. Ce mot *animal* signifie un être *animé*, c'est-à-dire doué d'animation, de vie et de mouvement. De plus, nous avons une âme intelligente. Les bêtes, qui sont aussi des êtres *animés*, ont une sorte d'âme bien inférieure à la nôtre, qui n'est pas douée de raison, et qui se manifeste par ce qu'on appelle l'*instinct*.

Il y a donc entre nous et les animaux une distance immense. Leurs facultés sont bien au-dessous des nôtres; et pourtant ils sont comme nous sensibles, capables d'éprouver du plaisir et de la souffrance. Hélas! c'est une faculté que les hommes, et même les enfants, oublient bien cruellement quelquefois!...

Les animaux ont aussi la faculté d'aimer : vous savez

comme un chien s'attache à son maître, le défend s'il est attaqué, et se laisse parfois mourir de faim sur sa tombe ! Les animaux possèdent une certaine part d'intelligence, et dans mes récits vous en trouverez souvent la preuve. Ils ont de la mémoire ; ils sont capables de recevoir une certaine éducation. Mais ici encore il y a entre eux et nous une grande différence, la différence la plus considérable de toutes celles qui se manifestent clairement ; celle qui distingue l'homme de la bête de la manière la plus absolue, la plus indiscutable, et la plus remplie pour nous d'honneur et de devoirs, c'est que nous pouvons nous instruire nous-mêmes, aller de progrès en progrès, nous améliorer, nous perfectionner enfin. C'est pourquoi on dit que l'homme est *perfectible;* tandis que les animaux restent *stationnaires.*

L'animal ne se perfectionne pas. Dès en naissant, il possède l'instinct qui est nécessaire à l'accomplissement de sa vie ; il le conserve toujours, et ne cherche pas à apprendre au delà. Si on veut lui enseigner quelque chose qui n'est pas dans son instinct, il faut le contraindre, employer des moyens artificiels pour le forcer à faire ce que l'on veut, tandis que l'homme cherche de lui-même à s'instruire, à s'instruire toujours. Plus il connaît, plus il désire connaître! Non-seulement l'homme cherche à découvrir les choses qui peuvent satisfaire à ses besoins physiques, mais il aime la science, les arts, la pensée, et il les cultive pour eux-mêmes. Il éprouve la noble passion de savoir toujours davantage, et de pénétrer le mystère des causes dont il voit les effets. Il veut atteindre au delà du présent, et il demande les secrets de l'éternité. Il veut s'élever au-dessus de lui-même, et il cherche la perfection idéale dans le Dieu créateur de l'Univers ! Il s'efforce de ressembler à cet idéal, et il demande à sa propre conscience les règles sévères du devoir. Ce besoin de perfectionnement, d'amélioration de soi-même, est la plus belle faculté de notre âme, mes bien-aimés enfants ; et plus cette faculté s'agrandit en nous, plus devient grande aussi la distance qui nous sépare des animaux !

De tous les hommes, *ceux qui se plaisent dans l'ignorance* sont donc les seuls qui ressemblent à la bête : tandis que ceux qui s'appliquent à développer leur intelligence par l'étude et la réflexion, sont les plus élevés au-dessus de tous ; les plus dignes d'être appelés des êtres *raisonnables ;* les plus capables de comprendre leur destinée et de l'accomplir.

Vous vous souviendrez de ceci, n'est-ce pas, chers enfants. Vous vous efforcerez par votre travail, votre application à l'étude, vos efforts sur vous-mêmes, de vous améliorer chaque jour davantage, de vous élever au-dessus des animaux sans raison, afin de pouvoir remplir dignement cette existence d'*hommes* et de *femmes* qui vous a été confiée, et dont vous devez un jour rendre compte à Dieu !

ZOOLOGIE

DES

ÉCOLES ET DES SALLES D'ASILE

PREMIÈRE SÉRIE

LE SINGE

(LE JARDIN DU DOCTEUR)

Vous n'avez pas connu, mes enfants, notre bon vieux docteur : il y a bien longtemps qu'il n'existe plus. Sa maison de campagne était tout près de la nôtre; souvent il venait causer avec notre père; et tous nous l'aimions beaucoup! Il était si bon pour les enfants!... Comme il se laissait lutiner de bonne grâce! Comme il nous gâtait...

Nous étions alors toute une bande d'espiègles : il y avait votre oncle Paul, que j'appelais mon grand frère, parce qu'il avait dix ans et que j'étais de deux ans plus jeune; notre petite sœur Mariette, d'autres enfants nos petits amis, et moi. A peine étions-nous arrivés à la campagne, que toute la volée d'oiseaux s'abattait chez le docteur.... Son grand jardin était le paradis des enfants du voisinage.

Nous entrions bien rarement dans sa bibliothèque et son cabinet, encombrés de toutes sortes de choses qui nous semblaient merveilleuses ou étranges. Il y avait là des vases de Chine remplis de fleurs inconnues; des dessins collés sur les murs; des plantes desséchées; des écureuils empaillés grignotant des noisettes; des écailles de tortue. Nous regardions tout cela avec admiration ou étonnement! — Il y avait sur le haut de la bibliothèque un grand vilain hibou avec des yeux de verre; et de petits crocodiles empaillés suspendus au plafond en guise de lustres.

Quand il nous arrivait de pénétrer dans ce cabinet, nous osions à peine parler tout bas entre nous, tant nous avions pour toutes ces choses un respect craintif qui amusait considérablement le docteur.

Mais au jardin, en plein air! nous nous trouvions débarrassés de toute contrainte; et c'étaient des jeux, des courses échevelées sur la pelouse.... Nous nous glissions le long de la serre pour regarder les plantes rares à travers les vitres, et lorsqu'un des grands *cactus* avait ouvert depuis la veille ses magnifiques fleurs rouges veloutées, c'étaient des cris, des trépignements.

— Oh! viens donc voir, Paul! Marie, viens voir!

Puis l'admiration satisfaite, on partait de là pour aller jeter des pierres dans l'étang.

Mais de tout ce que possédait notre ami, ce qui nous amusait le plus, c'était *Maître Jack*.

Maître Jack, mes enfants, c'était le singe du docteur.

Un curieux animal, je vous l'assure!

Figurez-vous une bête de la taille d'un gros chat, couverte de poils bruns, avec une grande queue qui n'en finissait pas. Au bout des quatre pattes, de vilaines petites mains toutes ridées et toutes noires... oui, de véritables petites mains, avec quatre doigts, un pouce et des ongles... Ses pattes de derrière ressemblaient à des jambes, et ses pattes de devant à des bras velus. Avec cela une figure laide! mais d'une laideur si drôle, que nous ne pouvions la regarder sans rire. Toute cette bête ressemblait à une caricature vivante.

Maître Jack était espiègle et malin : il avait deux petits yeux très vifs; une bouche énorme, qui faisait les plus affreuses et les plus étonnantes grimaces. Comme il n'était pas méchant, qu'il savait venir chercher ses repas à la cuisine, et rentrer le soir dans sa cabane pour se coucher, on lui laissait la clef des champs; il allait et venait dans le jardin en toute liberté.

Aussi maître Jack était de tous nos jeux. Il courait sur la pelouse, tantôt debout, tantôt à quatre pattes, en faisant les cabrioles les plus dévergondées. Parfois nous nous mettions à courir après lui. Mais bah!... quand nous croyions mettre la main dessus, il grimpait sur un arbre, s'asseyait tranquillement sur une branche; et là, narguant notre désappointement, nous faisait une suite de grimaces plus bouffonnes les unes que les autres. Puis tout à coup le voilà se balançant en l'air, suspendu par sa queue...

— Ah! ah! vois donc Georges, prends garde!

Georges levait la tête.... et maître Jack lui tombait sur l'épaule.

Si nous étions à jouer à la balle :

— A toi la balle, maître Jack, disait Paul...

Maître Jack attrapait la balle, mais au lieu de nous la renvoyer, il s'enfuyait, et nous voilà courant tous à sa poursuite...

— Ah! le voleur! ah! le malin drôle!.. Je te tiens!

Et lorsque maître Jack se voyait sur le point d'être saisi, il se débarrassait de la balle en la jetant dans les roseaux qui croissaient au bord de l'étang.

Les singes sont si adroits de leurs vilaines petites mains, qu'ils font des choses extraordinaires pour des animaux. Par exemple, quand la cuisinière l'avait attaché pour l'empêcher de s'emparer de quelque morceau friand, maître Jack savait fort bien dénouer les nœuds de sa corde..... La pauvre cuisinière se désolait, mais elle y était toujours prise.

Les singes ont aussi une faculté d'imitation toute particulière.

Quand maître Jack nous voyait faire quelque chose, il se mettait à imiter nos mouvements, sans mot dire, bien entendu, ce qui faisait le spectacle le plus divertissant. Il nous imitait, c'est vrai; mais comme il n'avait pas la *raison pour se conduire*, il imitait à tort et à travers, et s'attirait des mésaven tures. — Un jour, par exemple, après nous avoir vus laver nos mains au robinet du grand réservoir, maître Jack, qui trouvait cela fort intéressant, courut tourner brusquement le robinet, et se fit arroser de la belle manière !

— Ah! pauvre Jack, voilà ce que c'est qu'un être privé de raison!

Une autre fois, ayant vu la cuisinière ravauder ses bas avec une grosse aiguille, il grimpa sur la table, s'assit comme pour se donner de l'importance, puis s'empara de l'aiguille tout enfilée; mais il la prit par le bout pointu... et se l'enfonça dans la main. — Pauvre Jack! nous accourons à ses cris : il tendait sa petite patte d'où le sang coulait... vite une bande! et nous lui faisons un *pansement*... à notre manière. Cela le soulage, il sent que notre opération lui fait du bien; nous courons ensuite avertir la bonne. Et quand nous revenons... nous trouvons maître Jack assis d'un air piteux, avec une large bande traînant après lui : il avait jugé à propos de se faire aussi un pansement à la jambe où il n'avait aucun mal!

— Ah! ah! ah!...

— Cela vous fait rire, mes chers amis. Mais les singes ne sont pas les seuls êtres qui aient le défaut d'imiter sans réflexion ce qu'ils voient faire, que ce soit bien ou mal... Il y a aussi, par-ci par-là, de petits enfants que je connais un peu, et qui.... Mais passons.

Le bon docteur nous gâtait donc beaucoup. Non-seulement il nous laissait fouler ses gazons, grimper sur ses arbres, et jeter des pierres dans son étang; mais il nous avait permis une fois pour toutes de manger les fraises et les belles framboises parfumées de ses plates-bandes, ainsi que les pommes de son verger.

— Arrangez-vous, nous disait-il; si vous êtes gourmands... vous vous rendrez malades... et alors j'ai là-haut ma bouteille de médecine noire!... tant pis pour vous!

Quant aux beaux fruits de ses espaliers, aux belles fleurs qu'il cultivait avec tant de soin, nous n'osions y toucher que pour ôter les limaces et les chenilles qui les auraient dévorés.

Un jour donc nous entourions un des grands arbres du verger. Au haut des branches pendaient de belles petites pommes rouges, qui avaient tout à fait bonne mine. Mais comment les atteindre?

— Il faudrait pouvoir monter sur l'arbre, dit Paul.

— Impossible! le tronc est trop gros, les branches trop hautes.

— Quel malheur que nous n'ayons pas une échelle! Allons chercher celle du jardinier! — L'échelle, trop lourde pour nos petites mains, ne voulait pas bouger de place.

Comment faire?

— Ah! s'écria Georges. Voyez, voyez! Maître Jack est là-haut qui fait la dînette à notre barbe.... il a bien su monter sans échelle, lui!

— Maître Jack, dit alors Mariette d'un petit air

suppliant, donne-nous des pommes ! Jette-nous des pommes, maître Jack !

Maître Jack ne se dérangeait pas. Il était tranquillement assis sur une grosse branche, cueillant des pommes tout à son aise, les croquant d'un air de satisfaction, et nous jetant ses restes avec une grimace provocante.

— Ça fait enrager ! disait Georges.

Le docteur venait de notre côté.

— Qu'y a-t-il, enfants? dit-il en fermant son livre, et remettant ses lunettes dans leur étui.

— Ah ! docteur, il y a.... que nous aurions bien voulu avoir des pommes, mais le pommier est trop haut.

— Est-ce qu'il en manque dans les autres arbres? en voilà de toutes pareilles à la hauteur de la main.

— Ce n'est pas la même espèce.... Et puis.... maître Jack est monté sans échelle, et il croque les meilleures à notre nez.

— Et il ne veut seulement pas nous en donner, ajouta Mariette.

— L'égoïste ! dit le bon docteur en riant de cette scène comique. Il ne veut pas vous envoyer des pommes? Attendez un peu, vous allez voir. Ramassez toutes celles qui sont tombées sous les autres pommiers, les premières venues... Donnez-les-moi. Bon ! maintenant, faites tous comme moi : mais gare à vos têtes !...

En disant cela, le docteur se met à lancer les pommes vers l'arbre.

— Oui, oui! crions-nous tous en chœur, bombardons maître Jack.

Maître Jack, un instant étourdi de nos cris et de nos pommes, se sauve tout au haut de l'arbre, et cueillant d'autres pommes des deux mains, il nous les lance à son tour avec une ardeur furibonde. Cela faisait notre affaire.

A cette vue, le fou rire nous prit si fort, que nous fûmes obligés de quitter la partie; nous n'avions plus la force de riposter.

Le docteur riait aussi de tout son cœur du succès de son expédient, et de la naïve admiration que nous inspirait l'idée qu'il avait eue.

— Cette invention-là n'est pas de moi, mes chers enfants, nous dit-il. Dans le pays des singes, les sauvages s'y prennent de la même manière pour se faire donner des noix de coco, parce que les cocotiers sont de très-grands arbres qui portent les fruits tout en haut.

— Où donc est le pays des singes?

— Il y en a dans presque tous les pays chauds... mais ils ne sont pas tous de la même espèce. Il y a des singes qui sont aussi grands que des hommes, et beaucoup plus forts. D'autres qui ne sont presque pas plus gros que mon poing...

— Racontez-nous leur histoire, docteur, nous allons bien écouter.

— Mais... et le dîner?

Le rôti n'est pas cuit, dit Georges.... Asseyons-nous tous... N'est-ce pas, docteur, vous allez nous raconter?

— Eh! il faut bien passer par où vous voulez, répondit l'excellent homme..... mais si vous n'êtes pas sages!.....

Nous fîmes tous un signe de tête rassurant, et le bon docteur commença.

Les singes, mes enfants, sont des animaux que les savants appellent des *primates*, mot qui signifie : premier, pour indiquer l'ordre le plus élevé des animaux. On les appelle aussi, du moins certaines espèces, des *quadrumanes*, ce qui signifie qu'au lieu d'avoir quatre pieds, ou deux pieds et deux mains, ils ont quatre mains. Savez-vous la différence qu'il y a entre un pied et une main?

— Oui! oui!

— Eh bien! dites-la?

— Les mains servent à prendre et les pieds à marcher, dit Georges.

— C'est vrai ce que tu dis là, mon Georges; et cependant les chats prennent avec leurs pattes, qui sont des pieds, et les singes marchent avec leurs mains. Malgré cela, il est bien vrai que les mains sont spécialement disposées pour prendre; et savez-vous pourquoi vous pouvez prendre avec vos mains et ne pouvez pas prendre avec vos pieds?

— C'est que les doigts des pieds sont trop courts.

— En effet; mais la principale différence, c'est que le pouce de la main est séparé des autres doigts, qu'il est ce qu'on appelle *opposable* aux doigts, ce qui veut dire que, lorsque vous saisissez quelque chose, vos doigts sont d'un côté, et votre pouce du côté opposé. Regardez de quelle manière je prends ma canne... Tandis que les pouces du pied, ou gros *orteils*, placés sur la même ligne, ne peuvent pas s'opposer aux autres doigts. Les singes étant des quadrumanes, c'est-à-dire ayant quatre mains, peuvent prendre avec leurs mains de der-

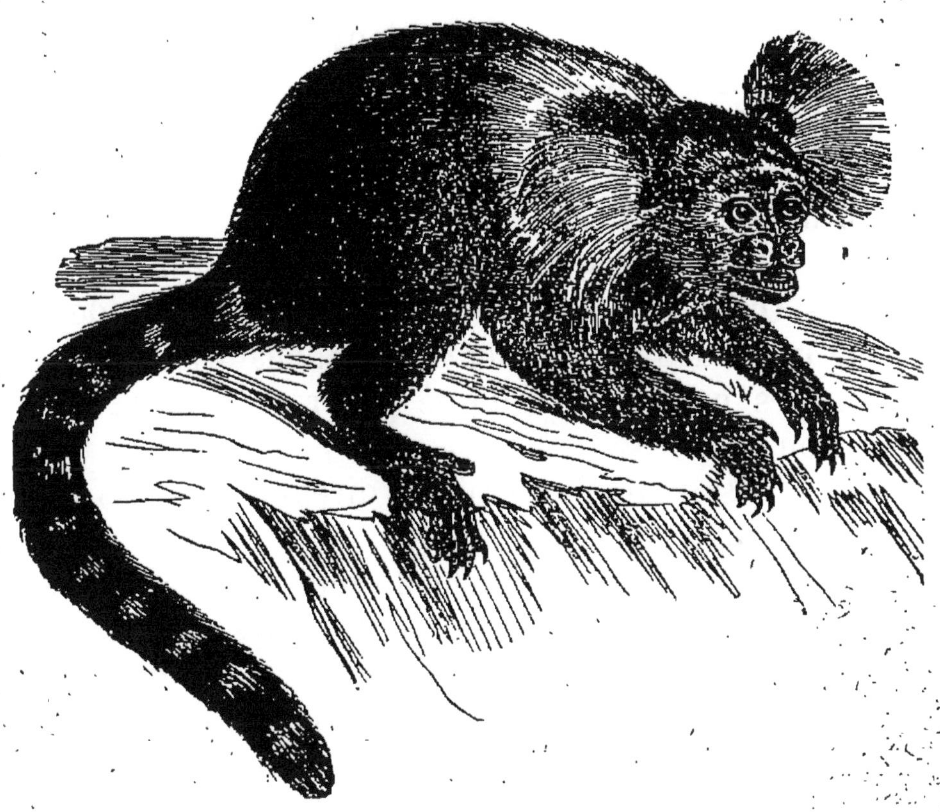

Ouistiti du Brésil (le plus petit des singes).

rière, absolument comme avec celles de devant. Avez-vous vu maître Jack quand il monte dans les arbres? Il prend les branches avec ses quatre mains à la fois.

— Oui! oui! c'est pour cela qu'il grimpe si vite.

— Sans doute, et qu'il est déjà à croquer les pommes pendant que vous êtes encore sous l'arbre le nez en l'air.

— C'est bien commode d'avoir quatre mains.

— Oui, quand on est un singe : parce qu'alors on n'a rien à faire que passer sa vie à grimper sur les arbres, à cueillir les fruits dont on se nourrit; à manger des noix, des amandes, des dattes; à ronger les bourgeons des arbres, à dérober dans les nids les œufs des oiseaux. Mais quand on est un homme!... ou une femme!...

— Deux mains suffisent, ajouta Georges.

— Oui, répondit le docteur, deux mains guidées par une intelligence, valent dix millions de fois mieux que les quatre pattes d'une pauvre bête privée de raison.

— C'est vrai, c'est vrai! se dirent les enfants les uns aux autres.

— Les singes, reprit le docteur, sont en très grand nombre dans les forêts des pays chauds; ils vont ordinairement par bandes, et ce sont des maraudeurs incorrigibles. Voyez maître Jack, qui pourtant ne manque de rien. Eh bien! quand mes belles pêches sont mûres, je suis obligé de le mettre à la chaîne; sans cela, il ne m'en laisserait pas une. Mais dans leur pays, quand ils vont par troupes, en pleine liberté, c'est bien autre chose... Ils sont quelquefois des centaines à piller les jardins, les champs : c'est un véritable fléau.

Si vous voyiez ce que devient une treille de raisin, un plant de maïs, surtout un champ de *cannes à sucre*, quand une troupe de singes s'y est abattue... Vous savez que les cannes à sucre sont des espèces de roseaux qui ressemblent à ceux de notre étang, mais qui renferment un jus extrêmement doux dont on fait le sucre; et les singes, qui sont friands des choses sucrées, demandez à maître Jack... Seulement, lui, il puise dans le sucrier; tandis que ses pareils, à l'état sauvage, vont directement ravager les champs de cannes à sucre.

— Est-ce qu'on ne peut pas les prendre ou les chasser?

— Ce n'est pas très facile, il faut agir de ruse. Ces malignes bêtes vont en grand nombre, je vous l'ai déjà dit : ils sautent d'arbre en arbre comme les écureuils, sans faire de bruit; et pendant qu'ils font la cueillette, il en reste deux ou trois perchés en sentinelles. Au moindre bruit, les sentinelles crient de toutes leurs forces..... *Houp! houp!* Et les pillards prennent la fuite, emportant dans leurs pattes, dans leur bouche, sous leurs bras, tout ce qu'ils peuvent tenir. Si on les poursuit de trop près, ils jettent tout pour courir plus vite..... et s'enfoncent dans la forêt!

— Les gloutons!

— Il faut bien qu'ils se nourrissent. Mais il est vrai que les singes vont au delà. Aussi on les prend par leur gloutonnerie. Voyez-vous, chers enfants, c'est par nos défauts que nous sommes le plus souvent en danger.

On attache à un pieu, dans un endroit écarté, quelques noix de coco auxquelles on a fait un trou.

Dans ces noix, on met des grains de maïs ou des amandes. Un singe vient : il flaire, il regarde au fond, il voit le maïs ou les amandes, et le voilà qui passe sa main allongée par le trou... Il a bien un peu de peine, parce que le trou a été fait très juste. Alors il saisit une grande poignée des fruits qui le tentent, puis veut retirer sa main..... Mais l'ouverture est trop petite pour cette main fermée et remplie; il faudrait lâcher le butin, l'animal n'en a pas l'idée. Il tire de toute sa force..... Inutile; il crie, il piétine, il se démène : rien n'y fait. Croiriez-vous qu'il reste là jusqu'à ce qu'on vienne le prendre, et que même en voyant des gens accourir, il ne veut pas, ou ne sait pas qu'il suffirait de lâcher sa poignée pour s'enfuir! Il se tord en faisant des grimaces, des contorsions désespérées; ce qui ne l'empêche pas d'être pris.

— Sont-ils bêtes!... ces singes!

— On est toujours bête quand on ne réfléchit pas; seulement, ce n'est pas la faute des singes puisqu'ils n'ont pas de raison. Cependant ils ont une intelligence remarquable pour des animaux. Si vous les voyiez casser les noix entre deux pierres pour avoir l'amande, et les éplucher délicatement avant de les manger! Puis ils sont capables de recevoir une certaine éducation. Regardez Jack lorsqu'il a commis quelques méfaits, et que je le gronde ou le corrige, comme il fait le suppliant, comme il prend un air piteux! Un jour que je lui avais administré une correction nécessaire, il s'est emparé de ma cravache, et il l'a si bien cachée que je ne l'ai plus jamais revue!

Comme je vous le disais, chers enfants, il existe de nombreuses espèces de singes. En Afrique, on trouve l'espèce la plus redoutable, celle des *gorilles*, bêtes monstrueuses et brutales, dont la tête est aplatie, la bouche féroce, et dont la force est telle, qu'ils peuvent broyer le corps d'un homme entre leurs bras velus.

On y trouve aussi d'autres grands singes appelés *orangs-outans*, nom qui signifie dans la langue du pays : *hommes des bois*. Ces affreuses bêtes ressemblent en effet un peu à des hommes, et ils sont extrêmement forts.

Les *orangs-outans* n'ont presque pas de queue. Ils sont assez faciles à apprivoiser, ce sont les plus intelligents de tous les singes. On en a vu qui avaient appris à s'asseoir à table pour manger, à attacher leur serviette, à se verser à boire dans un verre, et à boire après avoir trinqué avec les convives. Cela vous paraît étonnant, n'est-ce pas ? Les sauvages du pays, qui sont tout à fait ignorants, prétendent que ce sont de petits hommes fort malins, qui ne veulent pas parler de peur qu'on ne les fasse travailler.

— Ah ! ah ! la drôle d'idée !

— Cependant la ressemblance de ces animaux avec les hommes, outre qu'elle ne serait pas flatteuse pour nous, n'est pas aussi grande que paraissent le croire les sauvages. Les singes ont une tête aplatie et une face grimaçante qui n'ont absolument rien d'humain. Souvent un long poil couvre leur corps. Ils marchent quelquefois sur deux pattes, mais le plus souvent sur quatre, comme maître Jack.

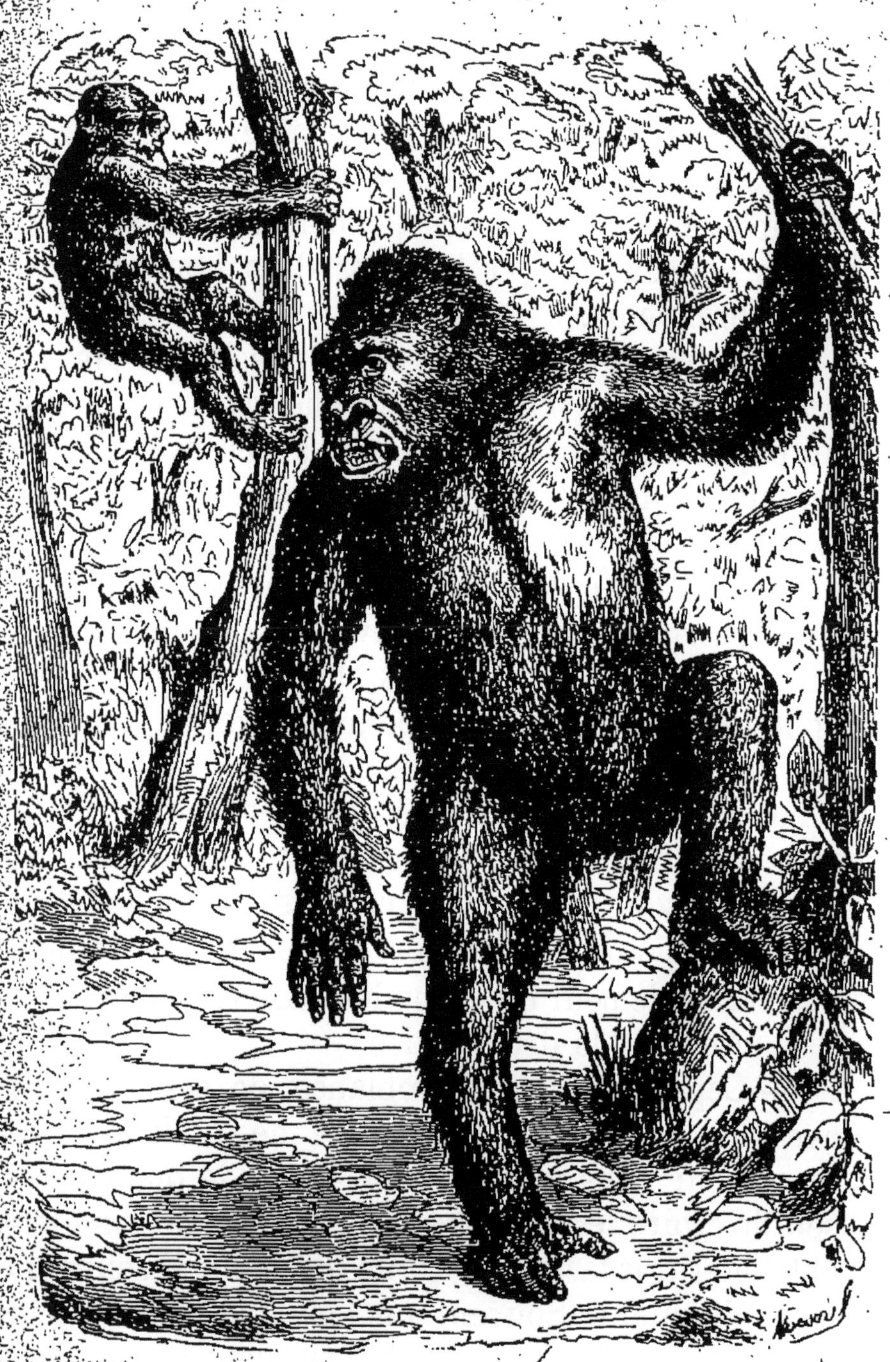

Gorille du Gabon (le plus grand des singes).

Il ne faudrait pas croire que ces animaux, quelque intelligents qu'ils soient, puissent s'élever au-dessus de la brute. Ils sont même moins favorisés sous ce rapport que les chiens ; seulement, comme ils ont des bras et des mains, et l'instinct de l'imitation, ils peuvent assez facilement répéter nos actes, mais ils ne les comprennent pas. C'est comme les perroquets, auxquels on peut bien apprendre à parler, mais qui ne *comprennent* pas ce qu'ils disent. De là vient que, lorsqu'un enfant récite sans attention, on lui dit : « Tu récites comme un perroquet. » De même lorsqu'un enfant fait des actes sans raison, ou imite sans réflexion ce qu'il a vu faire, on lui dit : « Tu agis comme un singe. »

Il y a une espèce de petits singes qu'on appelle des *guenons* : ceux-là ont une longue queue et des *abajoues*.

— Qu'est-ce que cela, des abajoues ?

— Ce sont des espèces de poches situées dans l'intérieur de la bouche, de chaque côté. Quand les singes trouvent quelque chose à manger et qu'ils n'ont pas faim, ils le mettent dans leurs *abajoues*; puis, quand l'appétit leur vient, ils n'ont plus qu'à avaler.

— Quels singuliers animaux, dit Paul, ils ont leur garde-manger dans leur bouche.

— Et maître Jack, docteur, est-ce une guenon ? Il a une grande queue.

— Non ; maître Jack est un *sapajou*. Cette espèce, qui vient d'Amérique, est moins laide et plus intelligente que les *guenons*. Avez-vous remarqué comme il se sert de sa queue? C'est pour lui comme une cinquième main. On l'appelle une queue prenante. Il l'entoure aux branches des arbres, puis il se jette la tête en bas et se balance ainsi suspendu.

— Il s'est suspendu comme cela tantôt, dit Mariette, puis il s'est laissé tomber; mais il s'est rattrapé à une autre branche, alors il n'est pas tombé jusqu'à terre.

— C'est ainsi que les sapajous s'accrochent dans leurs forêts, pour passer d'un arbre à l'autre à l'aide des branches. Mais ils font encore quelque chose de bien plus singulier : quand ils sont en troupe, et que la distance est trop grande pour qu'ils puissent la franchir d'un saut, un *sapajou* s'accroche à la branche la plus favorablement disposée; un autre le suit et se pend à la queue du premier, puis un autre à la queue du second, et ainsi de suite. Et tous, ainsi accrochés à la queue les uns des autres, se balancent dans l'espace vers l'arbre qu'ils veulent atteindre, jusqu'à ce qu'il y en ait un qui puisse en attraper une branche. Cela fait alors comme une guirlande de singes, suspendue d'un arbre à l'autre.

Depuis un moment Georges et Paul se faisaient des signes en étouffant de rire.

— Ne fais pas de bruit, disait Paul tout bas.

— Ne bougeons pas, reprenait Georges.

Savez-vous ce qui amusait ces deux lutins?

C'était maître Jack qui, suspendu par la queue à une branche basse du pommier, se balançait sur la tête du docteur, en allongeant la patte le plus qu'il pouvait.

— Vous voyez bien, mes chers enfants, continuait le docteur, que.....

A ce moment tout le monde partit d'un subit éclat de rire.. Maître Jack avait attrapé le bonnet du docteur, et bondissait déjà de branche en branche !

Les garçons essayèrent de grimper à sa poursuite... Mais ce fut en vain.

— Maître Jack, reprit le bon docteur en riant à son tour, s'est chargé de mettre le dernier trait à la biographie du singe ; et ce trait marque dans l'ordre moral la distinction la plus importante qui puisse être faite entre l'homme et l'animal.

— Laquelle ? laquelle ? nous écriâmes-nous tous d'une seule voix.

— Mes enfants, nous dit notre vieil ami, c'est que les singes n'ont pas de probité, preuve qu'ils n'ont point de CONSCIENCE !

Questionnaire

A quel ordre appartiennent *les singes ?*
Que signifie le mot *primate ?*
Que signifie le mot *quadrumane ?*
Quelle différence y a-t-il entre *une main* et *un pied ?*
De quelle utilité est pour les singes la forme particulière de leurs membres, et, pour quelques espèces, de leur queue ?
Dans quels climats habitent les singes ?
De quoi se nourrissent-ils ?
Les singes vivent-ils en troupe ?

Font-ils des dégâts ?
Dans quel piége les prend-on quelquefois ?
Quel est l'instinct dominant du singe ?
Est-ce un animal intelligent ?
Raisonne-t-il ce qu'il fait ?
Y a-t-il beaucoup d'espèces de singes ?
Qu'est-ce qu'un *orang-outan* ?
Quel pays habitent les orangs-outans ?
Qu'est-ce qu'une *guenon* ?
Qu'appelle-t-on *abajoues* ?
Qu'est-ce qu'une queue *prenante* ?
Dans quel pays se trouvent les *sapajous* ?
L'imitation non raisonnée a-t-elle des inconvénients ?
Nommez une des principales différences qui existent entre l'homme et l'animal.
Un singe a-t-il, comme un enfant, le pouvoir de s'instruire et de devenir meilleur ?

L'OURS

(UN DANSEUR PEU LÉGER)

— Mère, mère ! je viens de voir une grosse bête ! s'écriait ma petite Juliette en entrant dans la chambre.

— Où cela, ma fille, repris-je tranquillement, et quelle bête as-tu vue ? Est-ce que tu aurais eu peur ?

— Oh non ! car elle est enchaînée.

— Nous avons vu un ours, dirent alors mes deux fils, en entrant à leur tour. Juliette et sa petite amie, qui n'en avaient jamais vu, ont été fort ébahies.

— Vous en aviez donc déjà vu, vous deux ?

— Oui, mère ; mais il y a déjà longtemps, nous étions encore tout petits. Pour moi, je m'en souvenais à peine, aussi j'ai eu du plaisir à examiner un animal dont j'ai souvent entendu parler.

— Tu as bien fait, mon enfant : désormais quand tu liras des *Voyages* où il sera question de l'*ours*, tu auras le plaisir de te rappeler ce que tu as vu par toi-même, cela vaut toujours mieux que la meilleure description. Et toi, Georges, as-tu bien examiné l'animal? Saurais-tu m'en rendre compte? De quelle espèce est-il, cet ours?

— Est-ce qu'il y en a plusieurs espèces?

— Oui sans doute. Tu aurais dû parler avec le gardien.

— Ce n'était guère possible : le gardien de l'ours était tout occupé à le faire danser, au son de sa musique enragée.

— Oui, mère, dit Juliette, il dansait! Était-ce drôle! On lui a dit de s'asseoir, il s'est assis comme un tailleur, les jambes croisées... Puis il s'est levé sur ses pattes de derrière en s'appuyant sur un bâton : il n'avait pas l'air méchant.

— C'est qu'il est apprivoisé, dit Georges.

— Sans doute, mes enfants; mais, quoique apprivoisé, un ours garde toujours beaucoup de son caractère sauvage : aussi vous avez vu comme on le tient muselé et attaché avec une chaîne. Peut-être réussirait-on à *civiliser* les ours en prenant les oursons tout petits, et les élevant avec soin; mais ceux qu'on montre ainsi par les rues ont été pris dans leurs montagnes, quand ils étaient déjà grands.

— Celui-là est pourtant docile, et obéit à son gardien...

— Il ne faudrait pas t'y fier, mon Georges! Cependant l'ours est plutôt un animal *sauvage* qu'un animal *féroce* : vous comprenez bien la différence, n'est-ce pas?

— Pas trop, dit Ernest.

— *Pas trop* veut dire pas assez; alors je vais vous l'expliquer. Un animal *féroce* a le caractère cruel, il vit de carnage : ainsi les lions, les tigres sont des animaux féroces, le loup aussi. Tandis qu'un animal sauvage vit simplement dans les forêts ou dans les montagnes, sans chercher à attaquer l'homme ou les autres animaux. Les sangliers, par exemple, sont des animaux *sauvages* et non féroces. Cela ne veut pas dire qu'ils ne deviennent terribles quand ils se voient attaqués, et que les chasser ne soit un exercice fort dangereux !

— L'ours n'est donc pas un animal carnivore? demanda Ernest.

— Les savants, mes chers amis, ont placé l'ours au nombre des animaux carnivores, parce qu'il est organisé de manière à se nourrir de chair : il a les dents disposées comme celles du lion et du loup, c'est-à-dire de manière à déchirer et à broyer de la chair. Cependant l'ours préfère la nourriture végétale; ce n'est que lorsqu'il manque de graines et de fruits qu'il attaque les animaux.

— Quoi, demanda Juliette, ces grosses bêtes aiment les fruits?

— Oui, ma chère petite, les ours ont le palais délicat : ils se régalent de miel, et ils aiment beaucoup le sucre... Si tu en avais offert à celui que tu viens de voir, il l'eût accepté sans se faire prier.

— Les singuliers animaux, dit Ernest; pour moi je voudrais savoir comment ils vivent, et dans quels pays ils se trouvent.

— Et moi je voudrais savoir comment on s'y prend pour les attraper.

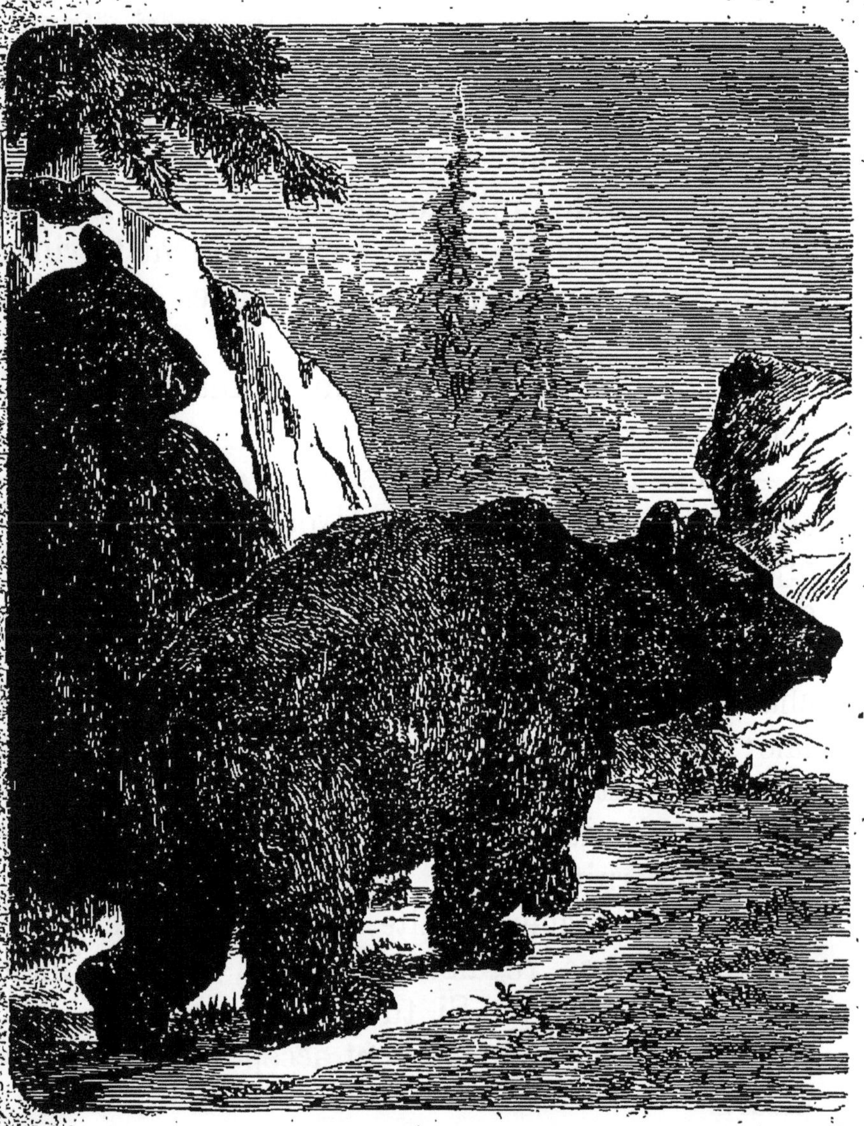

Ours bruns d Europe.

— Votre curiosité me fait plaisir, mes enfants.

Si vous le voulez, je vais vous raconter ce que je sais de cet animal.

— Oh! oui, oui, conte-nous cela, maman!

— Et moi aussi, mère, je veux écouter! dit la plus jeune des fillettes.

— Alors viens t'asseoir auprès de moi, ma petite Juliette; mets ta tête sur mes genoux, tiens-toi sage et écoute bien.

Il y a des ours dans presque tous les pays: en Europe, en Asie, en Amérique; on dit même qu'il y en a en Afrique. Mais tous ces ours ne sont pas de la même espèce... Celui que vous avez vu était brun, n'est-ce pas?

— Oui.

— Il y en a de noirs, de gris et de blancs. Ces diverses espèces n'habitent pas les mêmes pays, et n'ont pas complétement la même manière de vivre. Cependant tous les ours se ressemblent par la forme, les goûts, les habitudes. Ils aiment tous le froid, et se plaisent tous dans la neige et la glace. Il y en a donc beaucoup dans les pays du Nord. Ceux qu'on trouve dans nos climats tempérés ne vivent que dans les montagnes et les forêts qui les couvrent. Par malheur vous n'avez jamais vu de montagnes

— Mais si j'en ai vu, moi!

— Où donc, Georges?

— Sur ma carte de géographie!

— Ah! ah! Ça ne t'avance pas beaucoup pour savoir comment elles sont faites, dit Ernest; ça fait voir seulement en quel endroit elles sont placées.

— C'est vrai, mon enfant. Mais vous avez vu des

peintures et des dessins qui peuvent vous en donner une idée. Vous avez aussi entendu dire que les hautes montagnes ont leurs sommets couverts d'une neige qui ne fond jamais complétement, mais seulement en partie chaque été. Cette fonte des neiges donne naissance à des *torrents*, c'est-à-dire à des cours d'eau extrêmement rapides, qui bondissent de rocher en rocher jusque dans la plaine, où ils se déversent dans les rivières et les fleuves. Une autre partie de la neige se durcit, glisse lentement, lentement sur les pentes inclinées, et forme alors ce qu'on appelle des *glaciers*.

A une hauteur un peu moins grande, se trouvent des forêts également couvertes de neige pendant la moitié de l'année. Enfin au-dessous de ces forêts, composées de toute espèce d'arbres vigoureux et pouvant braver le froid, se trouvent de petites vallées, des pâturages. Tout cela ne se débarrasse de la neige que dans les grandes chaleurs ; et alors comme les forêts sont belles ! comme les pâturages sont verts ! Les bergers de la plaine y viennent faire paître leurs troupeaux. Au pied des montagnes sont les plaines, à peu près semblables à celles du pays où nous sommes.

Eh bien, mes enfants, les montagnes neigeuses et les forêts qui les couvrent, voilà la demeure des ours. Celui que vous avez vu est probablement né dans les *Alpes*, les hautes et belles montagnes de la Suisse. L'ours se retire dans les cavernes : c'est un animal solitaire et dormeur. Quand il a faim, il va sous les arbres chercher des glands, des faînes, qui sont les fruits des chênes et des hêtres; il déterre des racines sauvages, il broute certaines plantes qu'il sait très bien choisir. Quand cette nourriture vient à lui manquer, ce qui arrive l'hiver,

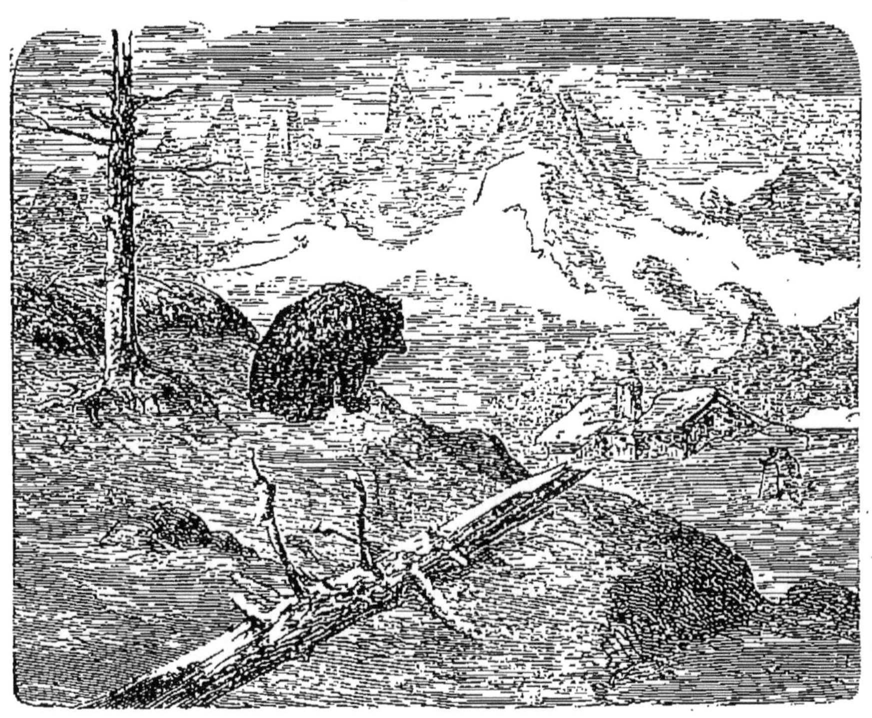

Ours affamé guettant un voyageur.

lorsque les forêts sont couvertes de neige, il se met à chasser. Alors il devient dangereux pour les bestiaux, et même pour les hommes, car il les attaque comme le font les loups.

Quand on a découvert la trace d'un ours et qu'on veut le traquer, plusieurs chasseurs se réunissent, et partent avec des chiens qui savent découvrir sa caverne. Ou bien encore on suit sa trace sur la neige jusqu'à ce qu'on le rejoigne : mais c'est une chasse périlleuse, parce que l'ours se défend courageusement. Il se jette sur les chasseurs, et si l'un d'eux est atteint par l'animal, il est rare qu'il lui échappe.

— Quand on veut les avoir vivants, mère, comme celui que nous avons vu, comment fait-on ?

— Alors, mon enfant, on creuse des fosses sur le chemin que l'animal a l'habitude de suivre : on recouvre ces fosses de branchages, et quand la neige a tombé dessus pendant un jour, on ne peut plus reconnaître le piége. L'ours, passant par là, marche sur le piége, les branches se cassent, et il tombe dans la fosse. Il se trouve alors si interdit, qu'on peut le prendre et l'enchaîner presque sans résistance. Seulement il faut que les piéges soient bien dissimulés, car l'ours est un animal défiant : quand il voit quelque chose qu'il ne connaît pas, il approche avec précaution, il flaire, il tourne autour, il tâte soigneusement du bout de sa patte...

— On ne dirait jamais que cette grosse bête, si lourde, a tant d'esprit que cela, dit Georges.

— Et si vous le voyiez quand il est en maraude pour attraper du miel ! Il y a des abeilles sauvages qui font leur rayon dans le creux des arbres ; elles *butinent*, c'est-à-dire cherchent leur butin sur les fleurs qui poussent naturellement sur les pentes des montagnes et jusque dans les fentes des rochers. L'ours vient, alléché par l'odeur : il se glisse derrière l'arbre, du côté opposé à l'ouverture ; il frappe le tronc avec sa patte pour effrayer et faire sortir les propriétaires du rayon de miel. Les abeilles se précipitent au dehors armées de leurs aiguillons !... et fondent sur le ravisseur; mais elles s'embarrassent dans son poil, sans songer que son seul endroit sensible est le bout de son nez. Et tandis que les abeilles tournent en fureur autour de lui, l'ours fourre son museau dans le creux de l'arbre, et fait son dessert de ce miel qu'elles ont amassé avec tant de patience. Quelquefois l'ouverture est trop petite pour laisser passer le museau de l'ours; savez-vous alors ce qu'il fait? Il allonge sa patte, la plonge au cœur de l'arbre, puis la retire pleine de miel, et la lèche avec satisfaction jusqu'à ce qu'il n'y reste plus rien.

— Ah! le gourmand!

— Il a aussi un goût très décidé pour le lait et le fromage, et il aime à brouter après son repas, en guise de salade, les feuilles d'une plante acide qu'on nomme l'épine-vinette.

Je vous ai dit, mes enfants, qu'il y a des ours de plusieurs espèces. Il s'en trouve en Asie et en Amérique qui sont beaucoup plus gros que l'ours brun des Alpes et beaucoup plus féroces.... Ceux-là, je le crois fort, ont une certaine préférence pour la chair crue... Il y en a d'énormes, qui ont de deux à trois mètres de long. Les Indiens les chassent pour avoir leur fourrure, et même pour manger leur chair; je crois qu'elle doit être bien dure, et que vous préféreriez une côtelette de mouton...... Cependant les voyageurs disent que celle des petits ours bruns et noirs qui vivent en grand nombre dans les plaines glacées, en Russie surtout, est assez délicate; ils font aussi grand cas d'un rôti de *pattes d'ours*.

Dans ce pays, la peau d'ours est une fourrure recherchée, quoiqu'elle soit grossière; mais comme elle est extrêmement chaude, on en fait toutes sortes de vêtements pour l'hiver.

— Comment fait-on pour prendre ces espèces d'ours féroces?

— Les chasseurs sont très hardis, même souvent imprudents; ils vont quelquefois deux ou trois ensemble, mais le plus souvent ils vont seuls. Quand ils ont rencontré l'ours, ils l'attaquent brusquement. L'animal se dresse sur ses pattes de derrière pour retomber de tout son poids sur le chasseur : c'est le moment où celui-ci lui tire son coup de fusil en pleine poitrine.

— Mais s'il le manque?

— S'il le manque, il est en grand danger..... L'ours le saisit et cherche à l'étouffer dans ses larges bras. Le chasseur alors n'a plus qu'une ressource, c'est de tirer son poignard et de l'enfoncer dans le ventre de la bête !... mais quelquefois il paye son courage de sa vie.

Il y a encore une espèce d'ours assez différente des autres par sa manière de vivre : ce sont les ours blancs. Ils demeurent dans les pays les plus froids de tous, au pôle. Dans ces climats la mer est glacée une partie de l'hiver; presque toute l'année il reste des glaces flottantes, hautes comme des collines, et d'autres plus petites, qui *échouent* sur le rivage.

Les ours blancs habitent en grand nombre sur

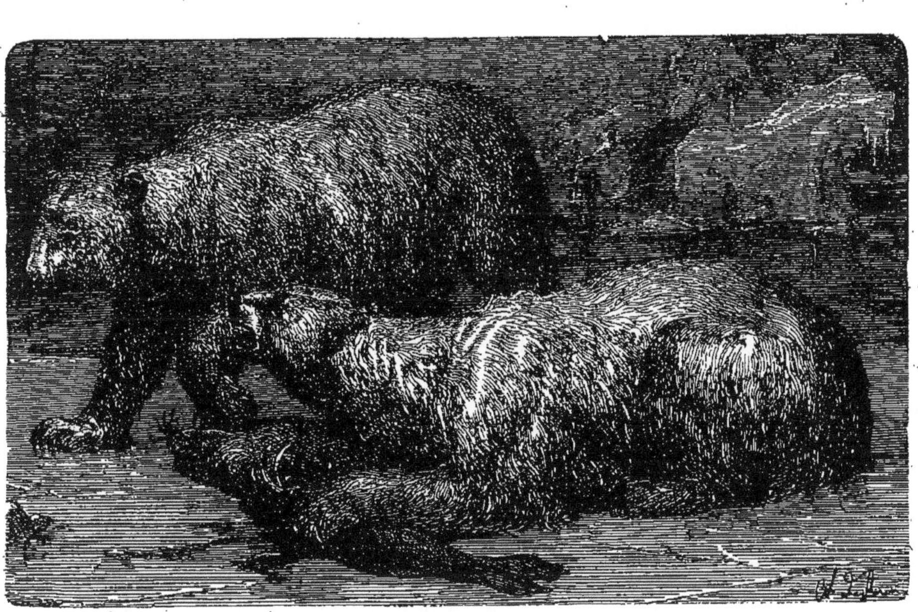

Ours blancs des pôles.

les bords de cette mer, où ils trouvent le poisson dont ils se nourrissent.

— Comment peuvent-ils pêcher le poisson?

— Ils se jettent à l'eau et plongent. Comme ils nagent fort bien et sont très agiles, ils excellent à surprendre et à saisir leur proie.

Quelquefois il arrive qu'un ours a nagé très loin sans atteindre le poisson qu'il poursuivait. Il est las; il aborde sur un glaçon, il s'y repose et s'y endort. Ce glaçon est flottant... et le courant l'entraîne au large. Quand l'ours se réveille, il n'est plus temps pour lui de regagner la côte dont il est trop éloigné. Si la glace qui le porte vient à fondre, il se noie; ou bien le glaçon va échouer au loin sur quelque rivage, et les pêcheurs, tout étonnés de voir débarquer un naufragé de cette espèce, maigre et affamé, car il lui est presque impossible de pêcher en pleine mer, en viennent bientôt à bout.

Ces sortes de naufragés sont quelquefois très dangereux pour les hommes : un peintre français, Biard, a fait un tableau saisissant d'une barque de pêcheurs attaquée par des ours blancs. Quand la mer est *prise* partout, c'est-à-dire quand elle est glacée sur toute sa surface, les ours blancs ne peuvent plus pêcher, et la faim les rend cruels. Ils attaquent alors les huttes des misérables habitants de ces tristes pays, pour leur disputer le poisson salé dont ces pauvres gens se nourrissent.

Ces petites huttes sont des trous creusés sous la terre, et que la neige recouvre presque entièrement. Les ours cherchent à entrer par la porte basse, et s'ils n'y peuvent parvenir, ils entrent sans façon par l'ouverture qui est au haut de la hutte et qui sert de cheminée.

La nuit, les habitants de la cabane y allument un grand feu de bois mouillé, pour que la flamme et la fumée en écartent les bêtes féroces. Ils attaquent aussi les ours avec des fusils et des haches, non-seulement pour se défendre, mais aussi pour se couvrir de leurs fourrures, ou les échanger avec les voyageurs.

— Est-ce qu'il y a des voyageurs dans ces pays?

— Bien peu. Cependant tu as entendu parler des navigateurs qui vont dans les mers glaciales, soit pour pêcher les baleines qui s'y tiennent de préférence, soit pour découvrir de nouvelles terres. Les navires ne se hasardent dans ces parages que l'été, quand la mer est *libre*, mais quelquefois le froid revient avant que les marins aient pu s'en retourner; la mer se prend, et le navire reste engagé dans les glaçons : il faut passer là tout l'hiver, et comme les provisions sont rarement suffisantes, il faut vivre de chasse et de pêche, jusqu'à ce que la glace fonde de nouveau. Cela n'est pas gai.

— Les habitants du pays, qui y passent toute leur vie, en souffrent peut-être moins, dit Georges; et pourtant ils me semblent plus à plaindre que les marins qui n'y vont qu'en passant.

— Oh! sans doute, mon fils, car le travail et les fatigues des marins, qui sont en général courageux et expérimentés, sont mille fois préférables à l'apathie insouciante et à l'ignorance profonde de ces malheureuses peuplades. Emprisonnés dans des glaces éternelles, privés de tout ce qui, dans nos régions favorisées du ciel, fait le charme des yeux et de l'esprit : les fleurs, la verdure, les chefs-d'œuvre de l'art, les merveilles de la science, le bien-être de la civilisation, ces pauvres gens ne nous sembleraient guère plus heureux que les ours blancs, leurs sauvages compatriotes, si.....

— Si quoi, mère?

— Devinez !

Les enfants se mirent à réfléchir en s'interrogeant du regard les uns les autres. Mais ils ne trouvaient rien.

— Eh bien, mes enfants, dit alors la mère, s'ils n'avaient une âme immortelle, un *père qui est au ciel*, et.....

— Et... interrompit Juliette en lui sautant au cou, s'ils n'avaient sans doute comme nous, quand ils sont petits, une gentille maman qui leur raconte de belles histoires !

Histoire ou leçon, tous les enfants en étaient charmés ; et la séance fut close par un échange de baisers entre la narratrice et ses petits auditeurs.

Questionnaire

A quel ordre appartiennent les ours ?
Sont-ils exclusivement carnivores ?
Quelles sont leurs préférences en fait de nourriture ?
Comment s'emparent-ils du miel des abeilles ?
Y a-t-il des ours dans tous les pays ?

Sont-ils tous d'une même espèce?
Quels climats préfèrent-ils ?
En quelles parties des pays tempérés les trouve-t-on ?
Où vivent les ours bruns ?
Où vivent les ours gris ?
Les ours gris sont-ils plus féroces que les autres ?
Où vivent les ours blancs ?
De quoi se nourrissent-ils ?
Comment pêchent-ils ?
Comment s'appelle la demeure des habitants des pôles ?
Comment ces huttes sont-elles faites ?
L'ours s'apprivoise-t-il ?
Quelle est la différence entre un animal *féroce* et un animal *sauvage ?*
Comment prend-on les ours vivants?
Comment fait-on la chasse à l'ours dans les pays froids?
Quel profit en retire-t-on ?
Montrez le parti que l'industrie de l'homme tire même des animaux nuisibles.

LE BLAIREAU

(L'ÉGORGEUR DE POULETS)

— Je te dis que les poulets sont tous à moi ! criait Lucien, jeune garçon d'une dizaine d'années, à sa petite sœur Lucette.

— Mais non, répondit la petite Lucette, tu as cinq poulets, et moi cinq aussi.

— D'abord, reprit Lucien d'un petit air suffisant, cinq et cinq cela ne fait que dix, et il y en a onze. Tu vois bien que tu ne sais seulement pas compter.

— Eh bien, prends-en six pour toi, Lucien, prends-en même sept si tu veux, mais laisse-m'en quatre au moins.

— Quatre ! c'est beaucoup. Et lesquels voudrais-tu ?

— Eh bien ! laisse-m'en trois seulement, mon frère. Laisse-moi le petit tout blanc, le noir et le jaune.

— C'est justement à ceux-là que je tiens le plus ! Tu n'auras rien du tout.

A ce moment la mère entra. Elle entendit les derniers mots, et vit sa petite fille toute triste.

— Les onze poulets seront à vous deux, dit-elle Entre frères et sœurs, tous les biens doivent être communs.

— Là ! là ! vois-tu, dit à son frère Lucette triomphante.

Ce fut Lucien qui, à son tour, parut tout déconfit.

— Mais, reprit la maman, au lieu de vous chicaner comme cela pour vos petites bêtes, vous feriez beaucoup mieux d'aller les soigner...

— C'est vrai, c'est vrai, dirent ensemble les deux enfants.

Et les voilà courant vers la basse-cour.

Mais bientôt on entendit retentir leurs jeunes voix avec des lamentations et des larmes :

— Ah ! nos poulets ! nos pauvres petits poulets ! criaient-ils, venez voir, ils sont tous égorgés ; tous ! et la poule aussi !... Les petits poussins qui avaient déjà des plumes ! qui étaient si gentils ! qui étaient... nos poulets !

Ils étaient bien affligés les deux pauvres enfants. Lucette pleurait toutes ses larmes, Lucien jetait les hauts cris. Et vraiment il y avait de quoi. Cette jolie poule blanche et ses petits poussins étaient à eux, à eux seuls ! Leur mère les leur avait donnés pour récompense de leur bonne conduite, et du soin qu'ils prenaient des animaux de la ferme. Ils y tenaient beaucoup ; ils avaient tous les jours grand plaisir à voir la poule et ses petits becqueter les grains qu'ils venaient leur jeter...

Et voilà que, ce matin, en ouvrant la porte du poulailler pour envoyer les petits s'ébattre au soleil, les pauvres enfants avaient trouvé un affreux carnage.

Ah ! ils avaient bien du chagrin ! ils appelaient les gens de la ferme : — Jacques, Marion, venez voir ! Venez donc voir ! quel malheur !

Tous les gens arrivèrent l'un après l'autre : les uns dirent que ce dégât était le fait du renard ; les autres de la belette.

On remarqua que la porte fermait mal ; elle laissait en dessous un petit passage ; puis la terre avait été fouillée sous la porte, et c'était par là que l'ennemi avait pénétré.

— Non, disait la mère, ce n'est pas le renard, il est trop gros pour avoir pu passer par là. Et pourtant une belette n'eût pas fait tant de carnage : car la pauvre poulette a dû défendre ses petits bien courageusement. Ce doit être un blaireau.

— Ah ! dit le garçon de ferme, je crois bien en effet que c'est le blaireau. Les voisins m'ont dit en avoir vu un rôder le soir autour de leur basse-cour, et même leur garçon (qui n'est qu'un petit poltron) en a eu si grand peur, qu'il est accouru tout tremblant, disant qu'il avait vu le *lutin*, sous la forme d'une grosse bête grise, qui cherchait à entrer par la fenêtre de l'étable pour aller tourmenter les chevaux !

— C'est absurde, ce conte-là ! s'écria l'instituteur qui passait en ce moment, et avait entendu les derniers mots. Une fois le soleil couché, ces nigauds ne peuvent rencontrer un animal, fût-ce un lièvre ou un lapin, sans *s'épeurer grandement* comme ils disent, et croire qu'ils ont vu le lutin ! Drôles de gens, qui commencent toujours par croire au diable! Et qu'est-ce qu'il a fait cette nuit ce prétendu lutin ?

— Pour cette fois, reprit le garçon de ferme qui tenait à montrer qu'il ne croyait pas aux lutins, ce n'est que la marte ou le blaireau, c'est sûr.

Et les deux enfants de recommencer leurs lamentations.

— Si la porte avait été bien fermée, dit la mère, ce malheur ne serait pas arrivé.

— Le blaireau serait entré malgré la porte close, reprit l'instituteur. Voyez, madame, comme la terre a été creusée au-dessous ; il eût seulement creusé davantage.

— Voilà ! dit le fermier en arrivant pour déjeuner : tant que les seuils de nos poulaillers ne seront pas faits de pierres bien solides, il arrivera de pareils dommages. Les blaireaux sont assez rares dans les environs, mais il y a beaucoup de renards, à cause de la forêt qui n'est pas loin ; aussi il ne se passe pas une semaine sans qu'on entende parler des dévastations qu'ils causent.

Ayant ainsi bien jasé sans porter remède à rien, chacun retourna à son ouvrage. Les enfants aussi s'en allèrent aux champs, tristes, et essuyant leurs yeux. Leur mère, pour les consoler, leur promit la prochaine couvée; mais ils aimaient tant celle-là! N'est-ce pas, mes enfants, que, pour les bons cœurs, ceux qu'on a aimés et perdus ne se remplacent jamais?

Pendant ce temps, Jacques, le garçon de ferme, prenant avec lui un chien basset, allait fouiller dans les fossés et les taillis des environs. Après avoir longtemps cherché, il parvint à découvrir un terrier à peu près semblable à celui d'un lapin.

Le chien se mit à grogner sourdement en grattant la terre : l'ennemi était là.

Mais le blaireau est un animal courageux et très-fort, bien qu'il ne soit pas grand. Aussi, craignant que son chien ne fût mordu par cette bête en défense, le jeune homme creusa un trou aboutissant à peu près au fond du terrier, et plaça sur ce trou une sorte de filet grossier, avant de laisser son chien s'engager dans le terrier.

Le blaireau, effrayé d'abord par les aboiements du basset, s'enfuit tout au fond de son terrier ; puis, s'y voyant poursuivi, essaya de s'échapper par l'issue que le garçon de ferme venait de lui ouvrir, et se trouva pris dans le filet.

Jacques, tout fier de sa chasse, rapporta vivant l'animal dont il avait eu l'adresse de s'emparer.

Le soir, au retour des champs, tous les gens du village, attirés par la curiosité, se réunirent à ceux de la ferme dans la grande cour, pour examiner à leur aise la bête carnassière qu'on avait enfermée dans une cage ; et chacun faisait ses observations.

— Vois-tu, disait l'un, ses petits yeux rouges et noirs !

— Et ses pattes toutes courtes! disait un autre.

— Comme il a de longues griffes !

— Sa queue est bien plus petite que celle du renard, et son poil bien plus raide.

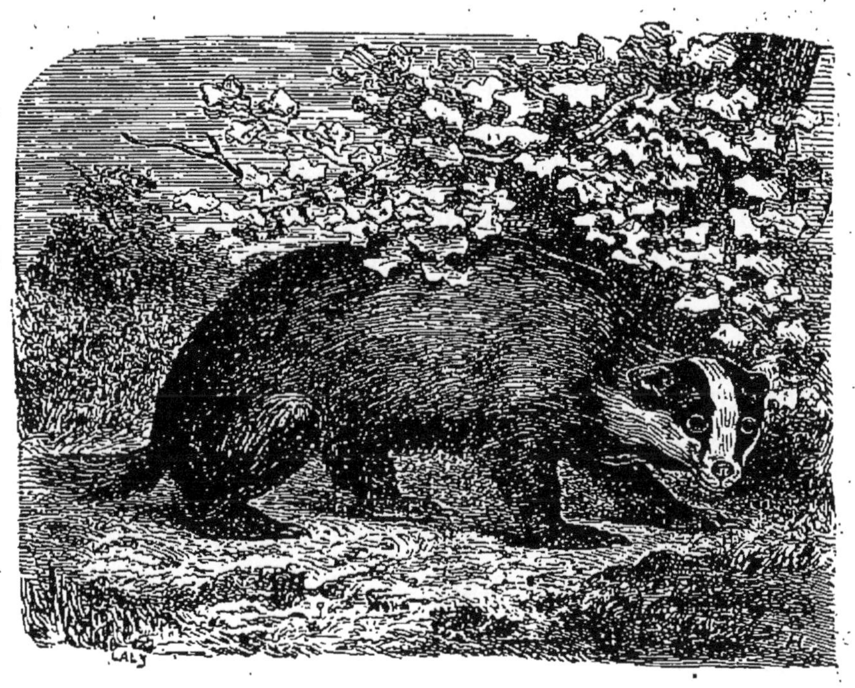

Le blaireau.

— Il ressemble un peu aux furets dont on se sert pour prendre les lapins, mais il est beaucoup plus gros et plus fort.

— Voyez-vous les grandes raies blanches et grises qu'il a sur la tête et sur le cou?... Et comme il a le poil du ventre presque noir.

— C'est le contraire des autres animaux, qui ont généralement le ventre plus blanc que le reste du corps.

— Est-ce que la peau du blaireau est bonne à quelque chose ?

— J'ai vu des chiens avec un collier de peau de blaireau garnie de son poil. Ce n'est pas une belle fourrure.

— Moi j'ai entendu dire à un peintre qui venait ici quelquefois, que ses pinceaux étaient de poils de blaireau.

— Et moi, dit le fermier, je me savonne la barbe avec une savonnette faite de poils de blaireau.

— Voyez comme il a l'air méchant ! s'écria une petite fille.

— Dis plutôt qu'il a l'air effrayé, reprit la mère. Les bêtes qui se nourrissent de chair ne sont pas plus méchantes que nous, qui nous en nourrissons aussi.

— Pourquoi a-t-il tué tous nos poulets, dit l'aîné, puisqu'il ne les a pas mangés tous ? J'ai compté, il n'en a emporté qu'un seul !

— Presque tous les animaux destructeurs font ainsi, observa un vieux fermier. Le renard et le loup égorgent de même tout ce qu'ils rencontrent avant d'emporter une proie. C'est pourquoi on est exposé à des pertes bien dommageables, quand on n'a pas pris toutes les précautions nécessaires pour mettre son *avoir* à couvert.

— On leur pardonnerait encore de tuer ce qu'il leur faut pour se nourrir, dit Lucien ; mais tuer plus qu'il ne leur en faut, c'est affreux.

— Peut-être, répondit la mère, ces bêtes prennent-elles exemple sur certaines personnes insatiables, qui voudraient prendre tout pour elles, et ne rien laisser pour les autres.

Lucien comprit l'allusion, il baissa les yeux, et se romit sincèrement de ne plus vouloir tout pour lui leul.

Questionnaire

A quel ordre d'animaux appartient le blaireau ?
Faites-en la description.
Quelle est la couleur de son poil, etc. ?
Quels animaux attaque-t-il de préférence ?
Est-il *diurne* ou *nocturne ?*
Où se retire-t-il pendant le jour ?
Mange-t-il tous les animaux qu'il tue ?
Comment le prend-on ?
Que fait-on de sa fourrure ?
Que fait-on encore de son poil ?
Comment pénètre-t-il dans les basses-cours ?
Quelles précautions convient-il de prendre pour mettre nos animaux domestiques à l'abri de ses atteintes ?
N'est-ce pas à notre propre négligence que nous devons attribuer en partie les dommages que les animaux carnassiers nous causent ?

LA LOUTRE

(LE PÊCHEUR A QUATRE PATTES)

C'était l'été, les moissonneurs étaient aux champs. Les enfants avaient joué toute la matinée à courir, à glaner, et à cueillir dans les gerbes dorées les pâquerettes et les derniers coquelicots.

A midi la chaleur était si ardente, que tous les journaliers s'étaient mis à l'ombre pour se reposer, en mangeant leur pain bis avec du lard salé, et buvant tour à tour au pichet de terre grise rempli de vieux cidre normand.

Une vapeur à peine visible s'élevait des terres fraîchement mises à découvert par la moisson ; les hautes herbes des prairies environnantes jaunissaient au soleil, et des grillons, des espèces de petites cigales, venaient chanter sur les mottes de terre et le long des sentiers.

Au milieu de la prairie un limpide ruisseau, large comme une petite rivière, coulait entre des aulnes, des saules et des peupliers qu'on avait plantés sur le bord, parce que ces arbres aiment l'humidité, et se portent beaucoup mieux quand leurs racines plongent dans l'eau. A un détour du ruisseau les arbres étaient si beaux, qu'ils formaient comme un petit bois ; leurs branches s'entrecroisaient d'une rive à l'autre, et l'herbe restait verte à leur pied, parce que l'extrême chaleur qui l'eût fait jaunir ne pouvait y pénétrer.

De jolis petits poissons, des *goujons*, des *carpillons*, des *ablettes*, venaient se mettre au frais sous l'ombre des arbres ; ils nageaient, ils allaient et venaient dans le ruisseau.

Un seul endroit clair du feuillage laissait tomber un rayon de soleil à la surface de l'eau. On voyait alors les cailloux qui brillaient au fond, et les petits poissons dont les écailles brillaient bien plus encore, lorsque, en se jouant, ils passaient et repassaient dans le rayon de soleil.

Il y avait quelqu'un à les regarder : c'était un gentil petit garçon. Il prenait grand plaisir à les voir ; mais comme il savait que le bruit fait peur aux poissons, il s'était approché tout doucement, pour ne pas les effaroucher. Et les poissons nageaient et s'entre-poursuivaient comme s'il n'y avait eu personne ; je pense même qu'ils ne s'étaient aperçus de rien.

Quand le petit garçon eut bien vu les poissons, il songea qu'il fallait aussi donner le même plaisir à ses camarades. Il était prêt à partir pour aller les chercher dans les champs, quand tout à coup il entend un léger bruit, comme celui d'un animal qui marche avec précaution sur les feuilles sèches. Il regarde de ce côté, et il voit apparaître une large tête brune, avec des yeux noirs brillants, qui semblait sortir des racines d'un vieux tronc de saule.

Le jeune garçon s'arrêta tout surpris, je crois même qu'il eut un peu peur; mais comme il n'était pas poltron, il ne cria pas, il ne prit pas la fuite; mais il resta immobile, pour examiner cet animal qui lui était inconnu.

Il eut tout le temps de le bien voir. L'animal sortit entièrement de son trou; puis, marchant avec précaution le long des grosses racines, il vint se coucher, la tête allongée au-dessus de l'eau, le corps aplati, les pattes ramassées, comme un chat qui va s'élancer sur un peloton qu'on fait sautiller devant lui. Cet animal avait l'air de prendre, lui aussi, beaucoup d'intérêt aux petits poissons.

Mais voilà que soudainement il se jette à l'eau avec un grand bruit, plonge, revient à la surface, et nage rapidement en remontant le fil de l'eau.

Le jeune garçon le suit le long du bord. Il voit l'agile animal sortir du ruisseau en tenant dans sa gueule un poisson, et disparaître derrière les grosses racines.

— Le pauvre poisson! s'écria-t-il; puis il courut vers sa mère, qui était assise et travaillait sous les grands arbres.

— Mère, mère! une grosse bête qui vient de prendre un poisson, dit-il tout essoufflé!

— Comment est cette bête, mon cher enfant?

— Elle est brune, avec de grands poils luisants; elle a une grosse tête plate avec des yeux noirs, de toutes petites oreilles, et des moustaches comme un chat; mais elle est beaucoup plus grosse qu'un chat! Puis, ses quatre pattes sont toutes courtes, et avec cela elle nage si vite, si vite!...

— Je devine ce que tu as vu : c'est une *loutre.* Cet animal n'est pas rare en France.

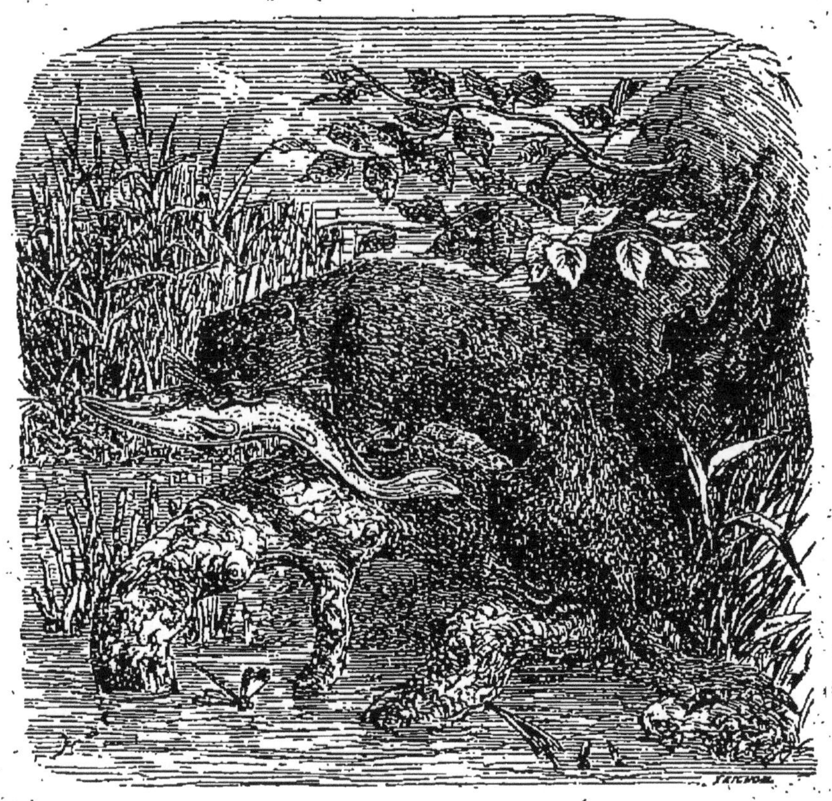

La loutre.

— Une loutre! je n'en avais jamais vu. Et les loutres mangent les poissons? Où donc celle-ci est-elle allée? Elle a disparu tout à coup. Est-ce qu'elle est entrée sous terre?

— Que de questions à la fois! dit la mère en

ouriant. Assieds-toi tranquillement auprès de moi, je vais te dire ce que je sais de cet animal ; mais à la condition que tu vas d'abord me dire à quel ordre d'animaux la loutre appartient ?

— Je ne sais pas, moi.

— Tu te hâtes trop d'accuser ton ignorance; réfléchis seulement un peu. L'animal que tu as vu a quatre pattes, donc c'est un ?...

— C'est un quadrupède !

— Précisément. Et puis, dis-moi : la loutre est-elle un animal carnivore ?

— Dame ! je ne sais pas. Elle mange des poissons... et carnivore signifie : qui mange de la chair. Faut-il l'appeler un carnivore ?

— Mais sans doute, puisqu'elle se nourrit de la chair du poisson.

La loutre se nourrit aussi d'autres petits animaux tels que les souris, les mulots ; elle broute aussi certaines plantes ; mais elle préfère le poisson à tout. Elle est si vorace, et si habile à le surprendre, qu'elle cause beaucoup de dégâts dans les rivières et les étangs. Tu as vu comme elle guette sa proie, comme elle plonge bien, et comme elle nage vite. L'as-tu vue assez longtemps pour te rendre bien compte de sa forme ?

— J'ai été un peu surpris quand j'ai vu sa grosse tête paraître entre les racines. Pourtant j'ai vu ses yeux, ses oreilles qui sont toutes petites... et sa grande queue, à peu près pareille à la queue d'un chat à longs poils...

— As-tu vu ses pattes ?

— Je ne les ai pas remarquées ; elle les tena' repliées sous elle.... puis elle a sauté tout d'ı coup!

— Ses pattes sont *palmées :* c'est-à-dire qu'ent ses cinq doigts il y a des *membranes*, sorte de pe tendue qui les réunit l'un à l'autre.

— Comme les pattes des canards?

— Précisément. Presque tous les animaux qı vivent dans l'eau, ou qui ont besoin d'y aller, onı les pieds *palmés*, que ce soient des oiseaux comme lı canard, des batraciens comme la grenouille, ou des quadrupèdes comme la loutre. Les pieds palmés rappellent par leur forme les nageoires des poissons ; ils sont faits pour le même usage.

La loutre s'abrite dans les trous, le long des ruisseaux et des étangs ; puis elle amasse de l'herbe et de petites branches qu'elle coupe avec ses dents, et dont elle fabrique au fond de son terrier une sorte de nid grossier pour elle et ses trois ou quatre petits.

— Comment la loutre nourrit-elle ses petits?

— Ils tettent leur mère comme ceux des autres quadrupèdes; et quand ils sont plus grands et plus forts, la mère va leur chercher du poisson.

Puis enfin, quand ils sont devenus capables d pêcher eux-mêmes, ils quittent le terrier et s'en vo ı vivre ailleurs.

— Mère, à quoi cela peut-il servir, une loutre?

— En général, la loutre est un animal vorace, dont on songe à se débarrasser pour éviter les dégâts qu'il cause, plutôt qu'à en tirer parti. Cependant j'ai entendu dire que dans certains pays on les apprivoise, et on leur apprend à pêcher pour leur maître, comme les chiens chassent pour nous. Dans notre contrée, la seule utilité qu'on retire de la loutre, c'est sa fourrure ; et encore ce n'est pas une belle fourrure, comme tu l'as pu voir, mais elle est chaude et solide. As-tu remarqué comme son poil est épais ? En hiver il est plus épais encore, pour mieux abriter l'animal. Les loutres des pays très froids ont une fourrure d'autant plus fournie. En général les animaux des pays froids sont plus chaudement vêtus que ceux des pays chauds.

— C'est le bon Dieu qui veut cela, n'est-ce pas, mère ?

— Sans doute, mon fils, car c'est une loi de la nature, et la nature est son ouvrage.

L'enfant avait écouté avec attention et intérêt. Quand sa mère eut cessé de parler, il se leva, vint l'embrasser en lui disant merci, puis courut se joindre à ses camarades pour faire des liens de paille, et aider de son mieux les moissonneurs qui venaient de reprendre leurs travaux.

Questionnaire

La loutre appartient-elle à l'ordre des carnivores ? (Expliquez ce mot comme désignant aussi les animaux qui vivent de poisson.)

Faites la description de la loutre.

Qu'appelle-t-on pieds *palmés* ?

A quoi faut-il comparer les pieds palmés de la loutre pour leur forme et leur usage ?

Comment la loutre s'y prend elle pour pêcher ?
Les poissons recherchent-ils la fraîcheur ?
Quels sont les arbres qu'on plante au bord des ruisseaux ?
Pourquoi ces arbres-là plutôt que d'autres ?
Où la loutre creuse-t-elle son terrier ?
Comment nourrit-elle ses petits ?
Tous les *quadrupèdes* allaitent-ils leurs petits ?
La loutre est-elle un animal nuisible ?
Peut-on l'apprivoiser ?
A-t-on su tirer parti de son instinct ?
Que fait-on de sa fourrure ?
Sa fourrure est-elle également fournie en tout pays et en toute saison ?
Les animaux des climats froids sont-ils généralement plus chaudement vêtus que les autres ?
Qui a réglé ces différences ?

LE LION

(LE ROI DU MONT ATLAS)

J'étais un jour à la campagne, entouré de nombreux enfants appartenant à des familles de notre voisinage, qui venaient dans notre verger s'ébattre avec mes deux garçons.

Quand on a bien couru, bien sauté, franchi les fossés, grimpé sur les arbres, joué avec mon bon gros chien, on est las, on est tout essoufflé, et l'on ne demande pas mieux que de rester un peu tranquille.

Alors mon petit peuple vient s'asseoir autour de moi :

— Une histoire ! une histoire, nous allons être bien sages !

Et tous ces enfants prennent un air attentif. On écoute : comment résister ?

Il faut serrer mon ouvrage, ou mettre un brin d'herbe entre les feuillets de mon livre, et le fermer.

— Moi, dit la petite Céline d'un ton insinuant, j'aime les histoires de *bêtes*... comme celle de l'autre jour.

— Moi, dit un grand garçon en prenant un air de héros, j'aime les histoires où il y a des rois.

— Et moi, reprit un troisième d'un air ténébreux, j'aime mieux les histoires de voleurs !

— Pas de querelles, mes amis, tenez-vous en paix, écoutez-moi : je vais vous en dire une qui sera tout à la fois une histoire de bête, de roi, et de voleur ; ainsi tout le monde sera content.

Il y avait une fois.... un de mes cousins qui demeurait en Algérie.

L'Algérie, mes enfants, est cette contrée de l'Afrique qui n'est séparée de la France que par la mer Méditerranée. Elle est depuis plus de quarante ans une possession française, aussi est-elle habitée en même temps par des Français qui sont allés s'y établir, et par les anciens peuples du pays, qu'on appelle les *Arabes*.

Les Arabes n'ont pas la même manière de vivre que nous ; ils ne bâtissent pas de villes, et n'ont pas de champs cultivés, ou du moins ils n'en ont presque pas.

— Comment ! interrompit une petite fille, il n'y a pas de villes en Algérie ?

— Il y en a quelques-unes, comme Alger, Constantine, Oran, dont vous avez entendu parler. Il y a aussi quelques villages, mais ils sont près de la côte, au bord de la mer. Dans l'intérieur des terres il n'y a ni villes, ni champs.

— Comment les Arabes font-ils donc pour vivre, s'ils ne cultivent pas la terre ?

— Ils élèvent des troupeaux. Je vous expliquerai tout cela au fur et à mesure.

Eh bien donc, mon cousin demeurait en Algérie

avec son fils, garçon de douze ans, qui s'appelait Robert Il est inutile de vous expliquer comment il fut obligé d'entreprendre un voyage dans l'intérieur du pays, et d'emmener son fils avec lui... J'arrive tout de suite à mon histoire.

Il y avait déjà longtemps qu'ils étaient en route, le chemin était difficile, il n'y avait presque pas de sentiers tracés. Il leur fallait traverser d'épaisses broussailles, et de grandes plaines où les Arabes font paître leurs troupeaux. Vous pensez bien, mes enfants, qu'ils ne voyageaient pas à pied : ils avaient des chevaux ; ils étaient même obligés de se faire accompagner par des domestiques arabes qui leur servaient de guides.

Dans ce pays, le soleil est si chaud l'été, qu'on ne peut pas voyager pendant le milieu du jour ; on fait *halte* sous les arbres, on se met à l'abri de la chaleur pour se reposer et prendre son repas. Vers le soir, les *caravanes*, c'est ainsi qu'on appelle une troupe d'hommes montés sur des chameaux et voyageant dans le désert, se remettent en route et marchent jusqu'à la nuit complète.

Un soir donc, nos voyageurs arrivèrent à ce qu'on appelle un *douair*, c'est-à-dire un petit village d'Arabes. Ces villages ne sont pas composés de maisons comme ceux de nos pays.

— Comment! Ils n'ont pas non plus de maisons?

— Non, mes enfants, et vous allez comprendre pourquoi les Arabes ne se donnent pas la peine d'en bâtir. Ces peuples, vous ai-je dit, ne sont point laboureurs, ils ne vivent que du produit de leurs troupeaux; mais comme ces troupeaux sont très nombreux (ils se composent de centaines de bœufs, de vaches et de moutons), vous pensez bien qu'au bout d'un certain temps, toute l'herbe du pâturage où ils ont campé est broutée. Pendant qu'elle repousse, il faut en aller chercher ailleurs, quelquefois très loin, et nécessairement les hommes suivent leurs troupeaux pour les garder et les défendre. A quoi leur servirait alors d'avoir bâti des maisons de pierre, puisqu'ils seraient obligés de les abandonner? Ce qu'il leur faut, ce sont des demeures qu'ils puissent emporter avec eux....

Donc, quand les Arabes arrivent dans une plaine, ils enfoncent en terre des piquets de bois, sur lesquels ils étendent de grandes couvertures faites de peaux cousues ensemble, et qu'ils maintiennent avec des cordes. C'est ce qu'on appelle des *tentes*.

— Était-ce comme cela qu'étaient faites les tentes des patriarches dont on parle dans l'histoire sainte? demanda un des enfants.

— Oui, mon ami; les patriarches au temps des Hébreux vivaient absolument de la même manière que les Arabes de notre temps. Ils avaient aussi de très grands troupeaux, ils s'assemblaient par *tribus*, c'est-à-dire par groupes de familles qui se réunissaient pour s'aider, se défendre au besoin; et les Arabes font de même.

Quand mon cousin et sa petite troupe arrivèrent au *douair*, il était tard déjà, mais la lune brillait, le temps était beau; les Arabes prenaient le frais à l'entrée de leurs tentes. Ils étaient là assis par terre, les jambes croisées, tous enveloppés de larges *burnous* blancs qui les couvraient de la tête aux pieds, et avec de grandes barbes noires ou grises qui leur donnaient un air noble et sévère. Ils fumaient en silence dans leurs longues pipes. Nos voyageurs ne furent pas étonnés, comme vous le seriez sans doute, mes enfants : ils étaient habitués à les voir ainsi. Ils saluèrent les chefs du douair, et furent reçus par eux avec politesse. Mais ils s'aperçurent bientôt qu'il y avait une certaine agitation dans le village : tout le monde paraissait triste et préoccupé.

« — Pourquoi nos hôtes ont-ils l'air soucieux ? demanda mon cousin à l'un des vieillards.

» — L'année est mauvaise, répondit l'Arabe : depuis quinze jours seulement il nous a été volé huit bœufs et deux belles juments ! »

Vous saurez, mes enfants, que si les bœufs sont en partie la fortune de l'Arabe, il tient encore plus à ses chevaux ; ils font son orgueil.

« — Qui vous a volé ? » demanda mon cousin.

Le vieillard ne répondit rien, mais d'un geste mystérieux il désigna la montagne.

« — Des brigands ?

» — Non ; *lui !*

» — Qui, *lui ?*

» — Le *seigneur à la grosse tête !* »

Et il disait cela tout bas, d'un air presque craintif.

— Qu'était-ce donc que le seigneur à la grosse tête ? s'écrièrent tous les enfants à la fois.

— Le seigneur à la grosse tête, mes enfants, c'était le *lion!!...*

— Ah! dirent les enfants en riant aux éclats.

— Les Arabes ne riaient pas, eux!

Depuis que leur tribu était campée dans cette plaine, leurs troupeaux étaient décimés. La veille même de ce jour, un lion de la plus grande taille était venu la nuit : il avait bondi par-dessus la haie de branches d'arbres dressée pour enfermer les troupeaux, et il s'en était retourné en emportant une belle vache.

« — Il n'a pas encore rugi ce soir, dit le vieillard, mais bientôt vous allez l'entendre. Il vient le long de la forêt, et va boire au ruisseau qui est au bas de la plaine. Quelquefois sa lionne et ses lionceaux sont avec lui!... Ils se sentent les maîtres!

» — Et vous n'essayez pas de le tuer?

» — Il y a une destinée! Le lion est le seigneur! »

Vous saurez, mes amis, que les Arabes sont musulmans, et que dans leur religion on dit à propos de tout ce qui arrive : *Il y a une destinée!* ou : *Cela est écrit!* ce qui signifie qu'il n'y a rien à faire; et qu'il faut se laisser accabler par le malheur. Il est bien plus raisonnable, n'est-ce pas, de lutter contre le mal, de prendre d'abord des précautions pour l'éviter, et de chercher ensuite les moyens de s'y soustraire. C'est ce que mon cousin essaya de leur faire comprendre, mais ce fut en vain.

« — Nous avons bien creusé une fosse là-bas, sur le chemin du lion, dirent-ils; nous avons attaché tout auprès des chèvres pour l'attirer. Quand il fera jour, nous irons voir s'il est tombé dans le piége, mais nous n'avons pas grand espoir. »

Bientôt le lion fit entendre dans le lointain ses rugissements terribles ! Les Arabes étaient restés

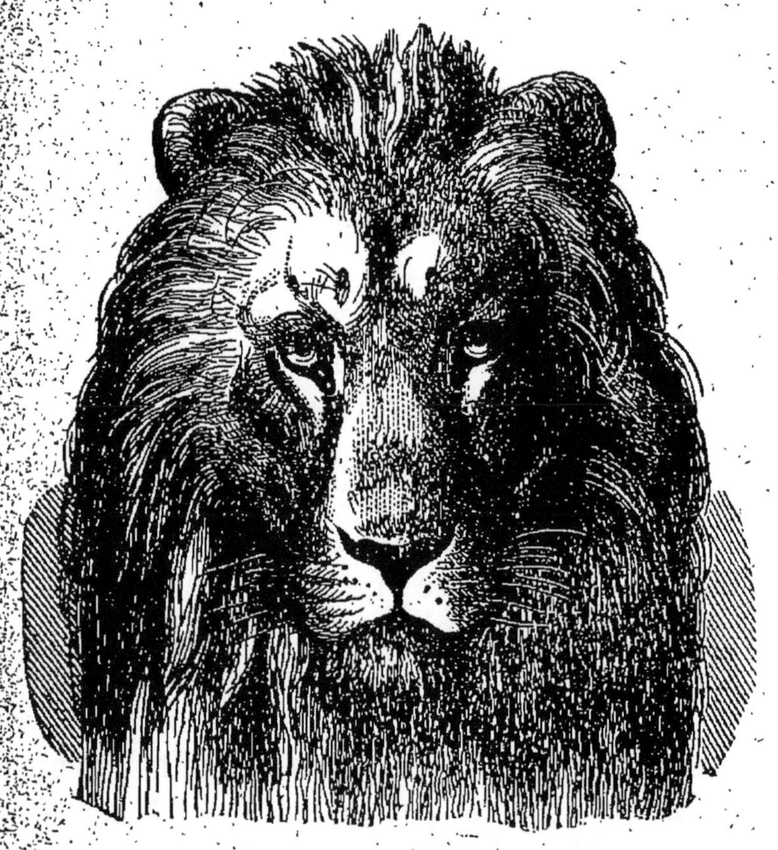

Le seigneur à la grosse tête.

autour de leurs tentes, parlant entre eux de leurs pertes et de leurs frayeurs ; mais quand la voix du redoutable animal gronda, tout le monde devint muet, pâle, inquiet. Les animaux eux-mêmes furent saisis d'épouvante ; ils se mirent à trembler, la sueur couvrait leur corps. Chacun s'attendait à voir recommencer le carnage des autres nuits..... mais on attendit en vain : ce soir-là, le lion ne parut pas autour des troupeaux.

Le soleil se levait à peine quand on vit deux cavaliers arriver au grand galop, en faisant de loin des signaux qui semblaient joyeux. En un instant tout le monde sortit des tentes; hommes, femmes, enfants, coururent au-devant des cavaliers qui poussaient des cris.

« — Il est pris ! le brigand ! Il est pris !

» — Il est tombé dans la fosse, le voleur !

» — Il ne dévorera plus nos bêtes ! le damné ! le fils de Satan !

» — Il n'enlèvera plus nos juments !

» — Il a pris mon dernier mouton, disait une pauvre vieille.

» — Ah ! traître ! ah ! misérable ! »

Rappelez-vous, mes enfants, que la veille, lorsque le lion en liberté était encore « *leur maître* », tous ces gens-là le nommaient en tremblant : le *seigneur !*

Tout le monde se met précipitamment en marche pour aller vers la fosse. Les uns traversent la plaine à cheval, les autres courent à travers le sentier; tandis que quelques jeunes hommes vont avertir les gens des douairs voisins.

« — Et nous, père, est-ce que nous n'allons pas aussi aller voir le lion ? » demanda Robert.

Mon brave cousin, désireux de montrer à son fils le plus redoutable ennemi de l'homme dans cette contrée, monte à cheval, prend Robert en croupe, et suit les Arabes dans la plaine.

Ils arrivèrent des premiers auprès de la fosse : c'était un grand trou, profond et large. Les branches d'arbres qui avaient servi à le cacher étaient arrachées et brisées. L'une des chèvres qu'on avait attachée pour attirer le lion avait rompu sa corde et s'était échappée, l'autre était encore là, et bêlait de toute sa force. Le lion était au fond de la fosse, allant et venant avec une sombre colère, et cherchant à s'élancer au dehors.

Si vous l'aviez vu, mes enfants, avec sa grande crinière fauve, ses yeux enflammés, sa large gueule qu'il ouvrait comme un chat irrité, en allongeant ses griffes et labourant la terre !... Il grondait. Il se battait les flancs avec sa queue ! C'était effrayant !

« — Quelle bête terrible ! » dit Robert, et quoiqu'il sût que l'animal n'était plus à craindre, il était ému et serrait la main de son père.

« — Tu comprends, lui dit celui-ci, que les Arabes puissent en avoir peur ! Tu les as vus tremblants hier, vois comme ils se réjouissent aujourd'hui. Un lion de cette force enlève presque chaque jour un bœuf, un mouton, un cheval, tantôt dans un troupeau, tantôt dans un autre. On dit qu'un seul lion dévore tous les ans pour 5000 à 6000 francs de bétail, c'est-à-dire plus qu'il ne faut pour faire vivre plusieurs familles. Les animaux qu'il ne fait que blesser n'en sont pas moins perdus, parce que les Arabes, dont l'esprit est rempli de superstitions, croient que la dent du lion est mortelle, et laissent périr, sans essayer de leur donner des soins, les animaux qui en ont été atteints même légèrement. Et le lion fait cette consommation pendant une cinquantaine d'années, durée ordinaire de sa vie. Son

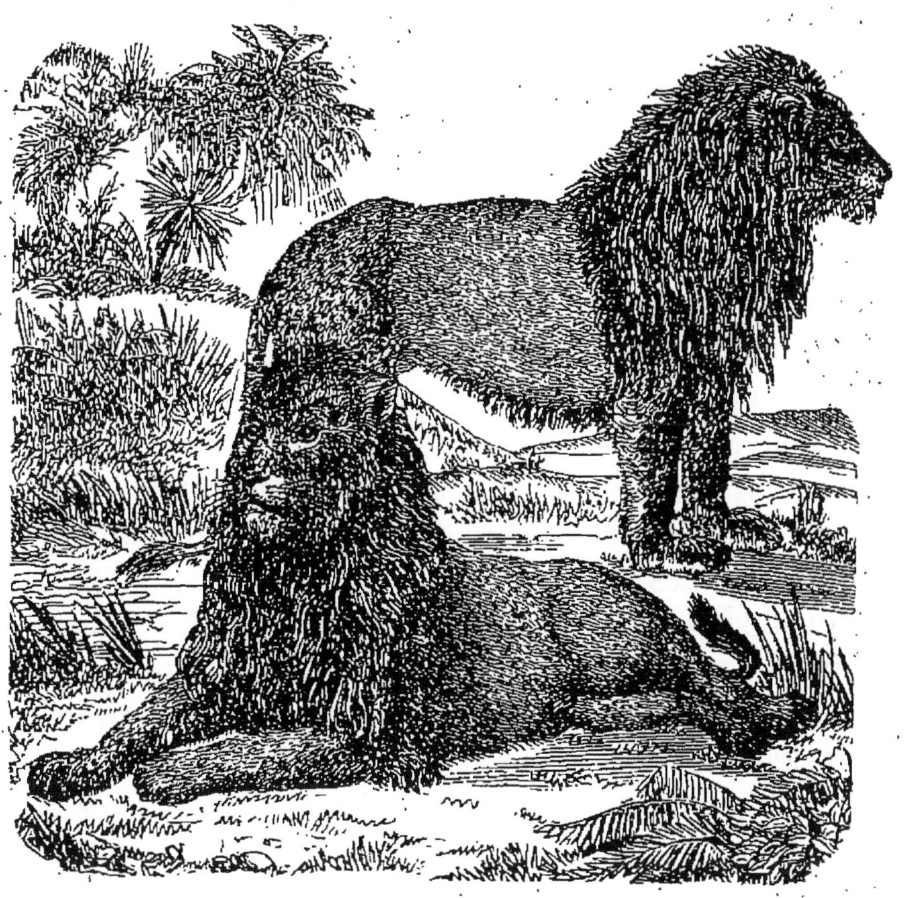

Lions de l'Atlas.

rugissement est prolongé, terrible, et se termine par une sorte de toux rauque qui s'entend de très loin, et glace de frayeur tous les êtres vivants. Tout enfin, dans le lion, a un caractère redoutable. Aussi l'a-t-on appelé le *roi des animaux*. »

— Mais cela mange donc beaucoup, un lion? demandèrent les enfants.

— Pas plus que les autres bêtes de sa taille, mais en sa qualité de roi, il tient à être largement servi. Il ne mange jamais entièrement la bête qu'il tue; quand il est rassasié, il laisse dans quelque endroit de la forêt les restes de sa victime; et le lendemain il essaye d'en voler une autre, car il préfère la chair fraîche : s'il ne réussit pas, il retourne à sa proie de la veille, et en laisse les débris aux *chacals*.

— Les *chacals!* ah! oui, des espèces de petits loups, n'est-ce pas ?

— Oui, pour l'aspect et les goûts ils tiennent du loup et du renard. On les entend le soir hurler ou aboyer dans les forêts d'Algérie.

— Où donc les lions ont-ils leur repaire?

— Dans les fourrés les plus épais, ou dans quelques cavernes : c'est ce qu'on appelle le *fort* du lion. Là il demeure avec sa lionne et ses petits lionceaux. Quand ceux-ci commencent à grandir, le lion s'en va, car ce seigneur ne veut pas que son sommeil soit troublé, même par ses enfants; il dort la plus grande partie du jour, et ne chasse ordinairement que la nuit.

La lionne est moins grande que le lion, et n'a pas de crinière; mais elle est aussi féroce que lui, plus féroce même, quand elle a trois ou quatre nourrissons à défendre. Elle aime ses petits, elle les soigne, les lèche, joue avec eux aussi tendrement qu'une chatte avec ses petits chats.

Le lion, du reste, est un animal de la même

famille que les chats. Vous avez tous vu des images de lion : sauf la proportion, ils ont les mêmes griffes, la même forme de tête, les mêmes yeux que les chats.

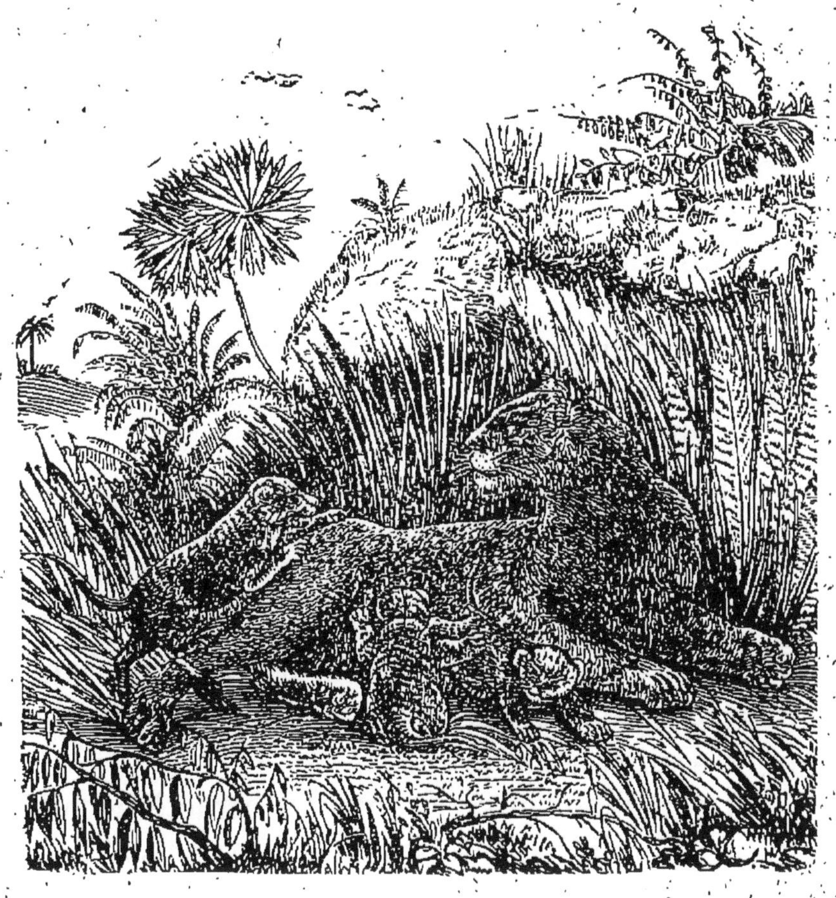

Lionne et ses lionceaux.

— Y a-t-il des lions ailleurs qu'en Algérie ? demanda Georges.

— Il y en a dans toute l'Afrique ; on en rencontre ussi en Asie. Il en existe une petite espèce sans crinière en Amérique, dans le Pérou et le Brésil; on les nomme *pumas* ou *couguars*.

—Et que firent les Arabes du *seigneur à la grosse tête*? demanda une petite fille.

— Le soir même ils allumèrent des feux sur les hauteurs, de distance en distance, pour annoncer au loin la bonne nouvelle. Puis ils envoyèrent le lion à Paris, à la ménagerie du Jardin des plantes, où il fut mis dans une cage.

— Dans une cage! le roi du désert? Comme il dut s'ennuyer!

— Il s'ennuya tant, en effet, qu'on imagina de lui donner un petit chien pour lui tenir compagnie.

— Et il le dévora?...

— Non-seulement il ne lui fit aucun mal, mais il se prit à l'aimer à ce point, qu'il ne touchait à la chair qu'on lui donnait à manger que lorsque le petit chien n'en voulait plus.

— C'est étonnant, reprit Georges, le vieux Sango, qui est si méchant, dit toujours que c'est le malheur qui lui a aigri le caractère?

— Le malheur n'aigrit que les caractères faibles et bas, répondit le père. Les caractères forts et nobles savent au contraire s'élever au-dessus de l'adversité, et opposer à ses coups la dignité, le courage, et quelquefois une douceur admirable. Le lion captif en est la preuve; et je vous engage, mes chers enfants à ne jamais l'oublier.

Questionnaire

A quel ordre appartient le lion ?
Avec quel animal domestique a-t-il de la réssemblance ?
Quelle est le plus ordinairement la couleur de son poil ?
Qu'appelle-t-on la robe d'un animal ?
Qu'est-ce que la crinière du lion ?
La lionne a-t-elle aussi une crinière ?
Comment sont les griffes des lions, leurs dents ?
Dans quelles parties du monde trouve-t-on des lions ?
Quel est le climat de l'Algérie ?
Y a-t-il des Français en Algérie ?
Quels peuples étaient maîtres de l'Algérie avant l'occupation française ?
S'y trouve-t-il encore des Arabes ?
Quel est leur genre de vie ?
Qu'appelle-t-on une *tente* ? — un *douair* ?
Quelle est la superstition des Arabes à l'égard de ce qui arrive ?
Quelle raison ont-ils de redouter le lion ?
De quels animaux le lion fait-il sa proie ?
Quelle est encore la superstition des Arabes à l'égard des animaux blessés par le lion ?
Le lion chasse-t-il le jour ou la nuit ?
Comment appelle-t-on le lieu où se retire le lion ?
Vit-il toujours avec sa famille ?
Dans quelles circonstances la lionne devient-elle plus redoutable que le lion ?
Combien la lionne a-t-elle de petits à la fois ?
Aime-t-elle ses petits ?
Quelle est la durée ordinaire de la vie du lion ?
Comment prend-on le lion, le plus ordinairement ?
Que fait-on de sa peau ?
Quel est le titre d'honneur que les Arabes donnent au lion ?
Quel est le titre que nous lui donnons ?
Pourquoi l'appelle-t-on le roi des animaux ?

LE TIGRE

(UNE VISITE AU JARDIN DES PLANTES)

— Ah ! le gros chat ! Venez donc voir ! Georges, Abel, venez voir !

— Ah ! ah ! Marie qui appelle cette bête un chat ! Est-elle folle ! Ah ! ah ! ah ! C'est un tigre...

— Du Bengale encore ! ajouta Abel.

— Tu es bien savant, toi, reprit Georges. Où vois-tu qu'il est du Bengale ?

— Allons, allons, mes enfants, ne vous moquez pas de votre sœur... ce n'est pas si mal trouvé ce qu'elle a dit là. Un savant, sans vous donner tort toutefois, lui donnerait raison : un tigre est en effet un gros chat.

— Tu railles, mère? dirent les enfants surpris.

— Non pas, mes chers petits. Les savants groupent ensemble les animaux qui se ressemblent le plus : ils en forment des groupes qu'ils appellent *genres*. Eh bien, les tigres, les lions, ainsi que d'autres animaux que vous allez voir, ayant beaucoup de rapports avec les chats, à la taille près, bien entendu, sont considérés par les savants comme formant un genre de grands chats. Ils disent :

le *chat-tigre*, le *chat-lion*, le *chat-léopard*. Seulement, au lieu de dire ces noms en français, ils les disent en latin [1]. Notre chat domestique est la plus petite espèce de ce genre.

— Là! vois-tu, je le disais bien, moi, reprit Marie toute fière. Tiens, regarde comme il est couché..... ne dirait-on pas un chat qui fait *ronron?* Il n'a pas l'air méchant du tout.....

— Ne t'y fie pas, ma mignonne! Il a les yeux fermés... il semble à moitié endormi; mais si on le mettait en colère!...

Les enfants se rapprochèrent instinctivement de leur mère.

— Voyez comme c'est un bel animal! quel poil fin et luisant! comme sa *robe*, c'est-à-dire sa fourrure, est d'une belle couleur, jaune rougeâtre sur le dos, toute blanche sous le ventre et au bout du museau, avec des bandes noires si régulières! Voyez comme il est grand et fort... quelles pattes solides! quelle grosse tête!... Tenez, il s'éveille... il bâille... voyez-vous ses grandes dents, et sa gueule toute rouge! Il va se lever maintenant.

— Ah! oui, dit Marie; le voilà qui s'allonge absolument comme un chat: on voit ses grandes griffes!

— N'est-ce pas que c'est une bête d'un aspect effrayant? Et encore, mes enfants, dans les forêts de l'Inde, il y en a de bien plus grands que celui-ci. Au Jardin des plantes, les animaux sauvages n'ar-

1. *Felis tigris, Felis leo, Felis pardus.*

rivent presque jamais à toute leur croissance. Notre climat est trop froid pour ces hôtes des pays brû-

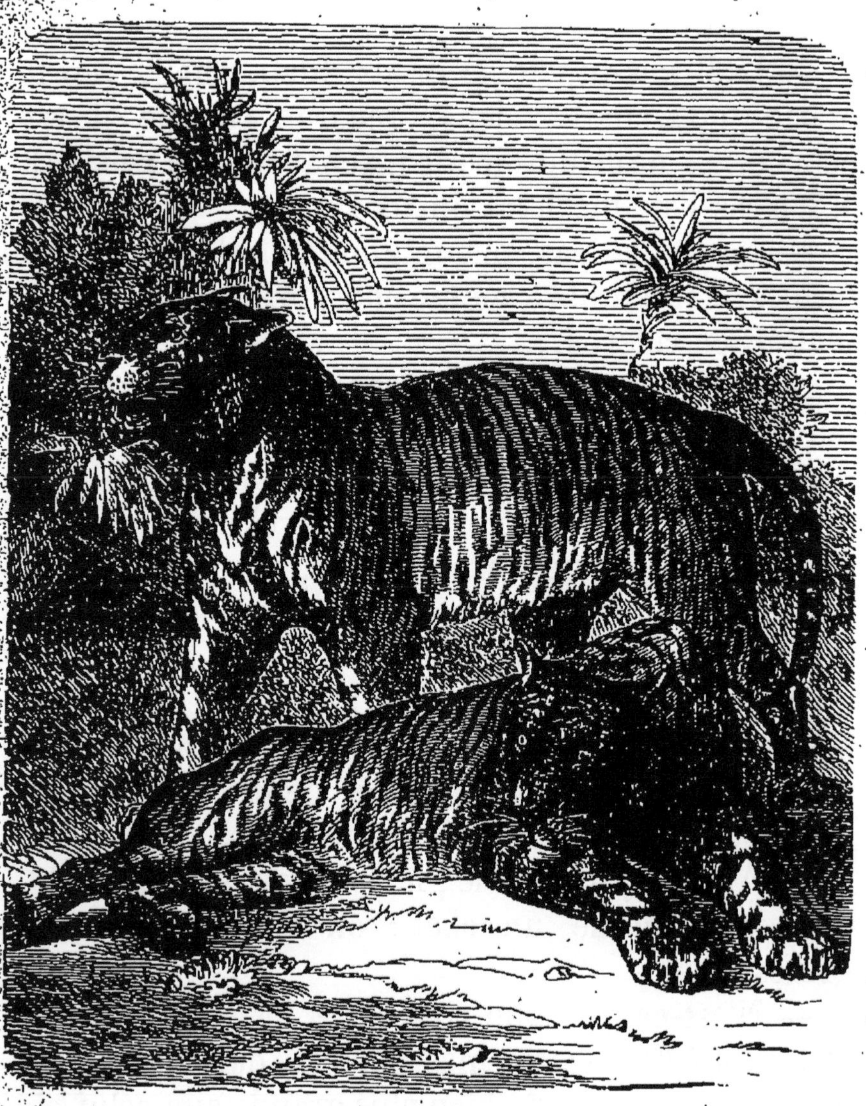

Tigre royal (Indes).

lants. Puis il leur manque l'air de leurs forêts, la liberté. Ils ne sont pas faits pour vivre comme cela dans une cage de fer. Voyez comme ce tigre se promène avec agitation. On dirait qu'il veut faire de l'exercice.

— Il s'ennuie joliment ! dit Abel.

— S'il pouvait s'échapper ! reprit Georges, quel carnage il ferait ! Vois, comme il nous regarde..... Quels yeux féroces !

— Tous ces *grands chats* sont en effet les plus féroces des animaux ; ils ne vivent que de chair, et ils aiment à boire le sang de leur proie : ce sont des *carnivores* par excellence. Le tigre et le lion sont les plus forts de tous, même quelquefois le tigre est plus fort que le lion.

— Et celui-ci, mère, qui est dans l'autre cage, est-ce encore un tigre?

— C'est une *panthère*, mes enfants ; c'est encore une espèce de *chat* : vous voyez que c'est toujours la même forme. Mais la panthère est beaucoup plus petite et moins forte que le tigre..... Sa robe n'est pas tout à fait de la même couleur, et au lieu d'avoir des bandes en travers, elle est couverte de taches noires en forme de rosettes. Les plus noires et les plus grandes sont vers le dos ; celles du ventre sont plus petites et plus pâles. On dit que la panthère est presque aussi féroce que le tigre, cependant elle attaque rarement l'homme.

Nous allons voir ici d'autres animaux du même genre... Voilà le *jaguar* : il ressemble tellement à la panthère, qu'il est assez difficile de l'en distinguer Le *jaguar*, c'est la panthère d'Amérique ; il est quelquefois presque aussi grand et aussi fort que le tigre

Le *léopard* aussi ressemble beaucoup à la panthère.

Les yeux de tous ces animaux ont la pupille fendue comme celle du chat ; c'est pourquoi ils voient clair dans les ténèbres, et chassent de préférence pendant la nuit..... Le jour ils dorment. Leurs yeux brillent dans l'obscurité, comme ceux de presque tous les

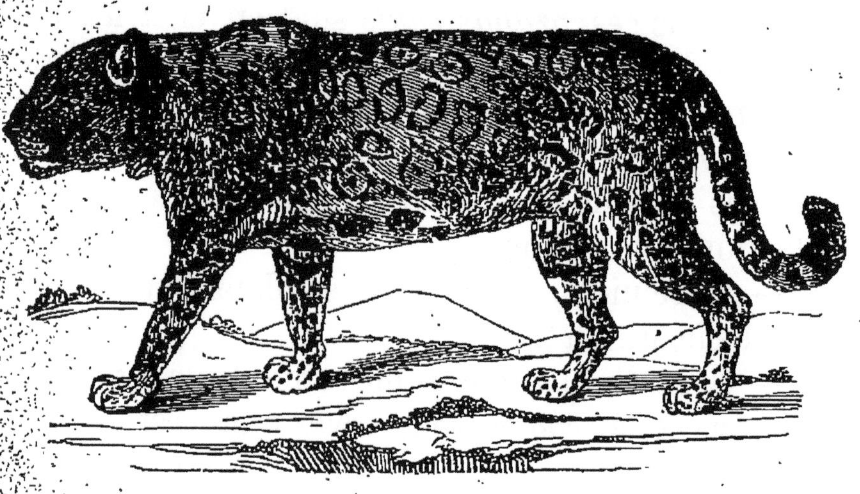

Jaguar.

animaux nocturnes, que ce soient des chats, ou des loups, ou des oiseaux comme la chouette. Remarquez encore, mes enfants, que les tigres, les panthères, les léopards, ont comme les chats des griffes aiguës qu'ils sortent et rentrent à volonté, et dont ils se servent pour déchirer leur proie.

— Mère, dis-nous donc en quel pays on les trouve.

— Très volontiers, chers enfants ; mais alors venez vous asseoir à l'ombre, et je vous raconterai tout ce que vous voudrez.

Vous avez vu bien des fois, sur vos cartes de géographie, cette grande étendue de terre qu'on appelle l'Asie.

— Oui, oui ; c'est une des cinq parties du monde.

— Eh bien, vers le milieu de l'Asie, il y a des chaînes de montagnes immenses, les plus hautes de tout le globe! Au nord de ces montagnes est un pays glacé et presque désert..... Au sud, au contraire, sont de belles et vastes contrées, dont le climat est très chaud. Là se trouvent de magnifiques forêts, de vastes plaines fertiles, de grands fleuves, de belles villes... C'est cette partie de l'Asie qu'on appelle l'Inde.

Les forêts de l'Inde, mes enfants, sont peuplées d'animaux sauvages et de bêtes féroces. C'est dans l'Inde que sont les beaux tigres et les grandes panthères. Le jour ils dorment dans les fourrés épais. Mais, quand vient le soir, ils sortent de leurs retraites, et vont se mettre en embuscade : car le tigre et la panthère ne chassent pas leur proie, ils l'attendent au passage.

Dans l'intérieur de ce pays, il y a aussi des espèces de forêts marécageuses, dans lesquelles croissent de grands roseaux, des bambous, de hautes fougères : c'est ce qu'on appelle des *jungles*. Dans d'autres endroits, aux bords des rivières, sont des marais où croissent les joncs, et la plante qui fournit le riz.

— Le riz que nous mangeons ?

— Oui..... le riz est une plante aquatique, il croît dans des marécages qu'on appelle des *rizières*.

Le soir à la lune, quand tout est tranquille, les animaux timides des forêts viennent boire au bord des eaux... Les tigres sont là, cachés sous les feuillages, ou parmi les tiges du riz. Ils guettent, couchés sur quelque tronc d'arbre abattu, allongeant la tête à travers les roseaux, et quand vient la proie qu'ils attendent, ils s'élancent d'un bond, tombent sur elle, et l'emportent pour la dévorer. Mais s'ils manquent leur coup, si l'animal craintif a entendu remuer et s'est enfui, ils ne sont pas capables de l'atteindre à la course. Ils restent là, étonnés, furieux, rugissant d'une voix terrible; puis ils rentrent dans les jungles, pour y attendre une autre proie.

L'été, quand le riz est mûr, et que la rizière ressemble à un vaste champ de blé doré par le soleil, les Indiens vont faire la récolte. Ils montent sur des bateaux plats et légers, et s'engagent sur toutes les petites rivières d'eau stagnante qui s'étendent à travers le marais. Mais alors ils se tiennent soigneusement en éveil, de peur d'être surpris par les tigres qui sont cachés, à l'abri de la chaleur du jour. Si les Indiens sont attaqués, ils se défendent de leur mieux avec de longues lances ou avec des fusils.

— Est-ce qu'on ne chasse pas ces bêtes féroces pour les détruire? demanda Abel.

Si, mon enfant, mais cette chasse est un exercice très dangereux! Le tigre est fort et courageux; il se retourne contre ceux qui le poursuivent. Aussi réunit-on pour ces sortes de chasses un grand nombre d'hommes, armés de flèches et de fusils : les uns sont à pied, ou postés sur quelques branches; les autres sont à cheval, ou montés sur des éléphants. Il est rare cependant qu'il n'y ait pas quelques hommes tués dans ces expéditions.

— Mais quand on veut prendre les tigres vivants?

— Alors on creuse, dans les parages fréquentés par l'animal, de grandes fosses recouvertes entièrement de branches d'arbres et de mottes de terre, comme pour l'ours et le lion. Le tigre marche sur ce sol trompeur, qui s'effondre tout à coup... et il tombe dans la fosse. Mais les animaux pris ainsi sont indomptables ; quand on veut essayer de les dompter, il faut les prendre tout petits.

— Et comment le peut-on faire ?

— Quand les Indiens connaissent le repaire d'une tigresse, ils guettent le moment où elle sort pour aller chercher sa nourriture. Pendant son absence ils enlèvent ses petits, qui miaulent absolument comme des chats. Puis les ravisseurs se sauvent à toute bride; car lorsque la mère revient à son gîte, ne trouvant plus ses enfants, elle devient furieuse... Il n'y a pas d'animal plus terrible que la tigresse à qui on a enlevé ses petits! Elle rugit, elle gronde, elle bondit, elle flaire la *piste* des ravisseurs, et s'élance à leur poursuite.

Ceux-ci n'en sont pas surpris, ils s'y attendaient : quand ils voient paraître la tigresse haletante, prête à se précipiter sur eux pour les mettre en pièces, ils lui jettent un des quatre ou cinq petits qu'ils emportent. Aussitôt la mère suspend sa colère ; elle s'arrête, saisit son petit entre ses dents, comme vous avez vu une chatte saisir les siens. Elle l'emporte dans son repaire, puis elle revient vers les chasseurs. Il faut lui abandonner un autre petit, qu'elle emporte de la même manière que le premier. Elle revient encore... mais pendant ce temps les chasseurs se sont éloignés, ils se sont mis hors de ses atteintes, et un ou deux petits restent entre leurs mains.

— Est-ce qu'on peut apprivoiser les petits tigres?

— C'est très difficile, il est extrêmement rare qu'on y parvienne. On dit pourtant que, dans l'antiquité, des tigres et des lions se laissaient atteler docilement à des chars ; je ne voudrais pas l'essayer.

— Il y a pourtant des dompteurs de bêtes féroces qui se font voir pour de l'argent ?

—Les bêtes soi-disant domptées par eux ne le sont pas du tout, répondit la mère ; elles sont simplement terrifiées ou surprises. Presque toujours leur naturel féroce reparaît à certains moments ; et alors elles dévorent leurs prétendus dompteurs, qui ont grand tort de s'exposer à leur vengeance.

Il y a une espèce de petite panthère qu'on nomme le *guépard*, et qui s'apprivoise assez facilement. Cet animal diffère de la panthère en ce que ses griffes ne sont pas *rétractiles*, c'est-à-dire qu'il ne les retire pas à volonté comme celles des autres *chats*.

Dans ce pays, où il n'y a pas de chiens, on se sert du guépard pour la chasse.

—Ah!... Comment fait-on !

— Voici. Le chasseur monte à cheval et prend

son guépard, qui se couche derrière lui sur la selle. Le chasseur parcourt ainsi les endroits où il y a du gibier, des gazelles ou des espèces de cerfs et de chevreuils qui vivent dans le pays. Si l'un de ces animaux vient à passer, le chasseur s'élance à sa poursuite, et, quand il se trouve assez rapproché.

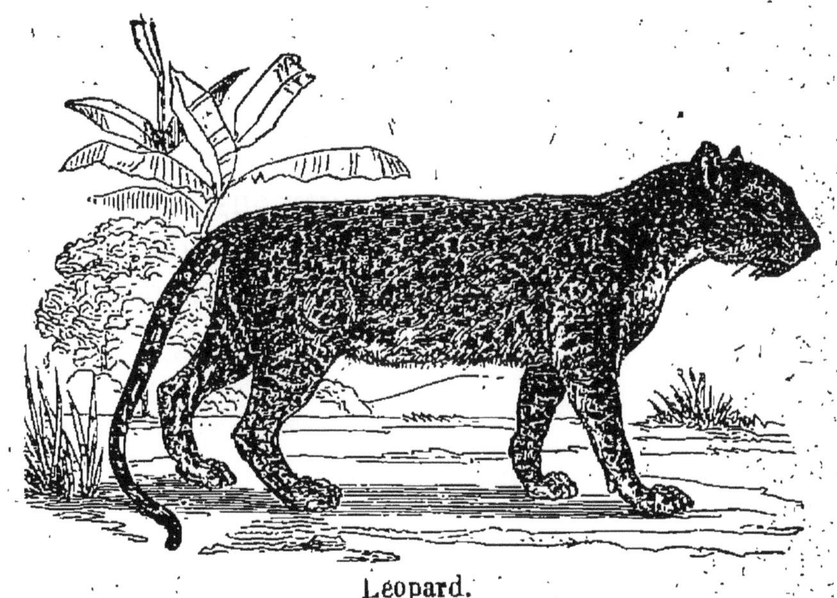

Léopard.

le guépard s'élance de la selle et fond sur la proie. Si le gibier parvient à lui échapper, le guépard devient furieux ; il faut l'adoucir et le consoler par des caresses. On dit que ces animaux féroces, ainsi apprivoisés, montrent beaucoup d'attachement pour leur maître, et le suivent comme ferait un chien.

— Mais pourquoi donc, mère, y a-t-il tant de bêtes féroces dans ces pays-là, tandis qu'il n'y en a presque pas dans le nôtre ?

— On a remarqué, mes enfants, que les bêtes féroces disparaissent devant les progrès de la civilisation. Autrefois il y en avait en Europe ; mais maintenant il n'y reste plus guère que des loups, des sangliers, des ours, cachés au fond de leurs forêts ou de leurs montagnes ; et encore deviennent-ils de plus en plus rares.

— Alors, mes frères, reprit bravement la petite fille, instruisons-nous et civilisons-nous, afin de faire disparaître de notre pays les bêtes féroces de toute espèce.

— Oui, oui, répondirent les garçons ; aidons aux progrès de la civilisation, et recommandons à nos amis d'en faire autant, car le progrès doit être l'œuvre de tous.

Questionnaire

A quel ordre appartient le tigre ?

Quels sont les animaux les plus remarquables de la famille des *chats ?*

Quel est l'aspect général du tigre ?

De quelle couleur est sa *robe ?*

Ses yeux sont-ils semblables à ceux des chats ?

Et ses griffes ?

Qu'appelle-t-on des animaux *nocturnes ?*

Pourquoi les animaux nés ou élevés dans les ménageries sont-ils moins grands et moins vigoureux que ceux qui vivent à l'état sauvage ?

Dans quel pays trouve-t-on les plus grands tigres ?

Qu'appelle-t-on *jungles ?*

Qu'est-ce qu'une *rizière ?*

Où les tigres vont-ils se mettre en embuscade?
Quels animaux attaquent-ils de préférence?
A quel moment se mettent-ils à l'affût?
Comment fait-on la *chasse au tigre?*
Cette chasse est-elle dangereuse?
Comment prend-on le tigre au piége?
Comment s'empare-t-on des petits tigres?
Comment fait-on pour se dérober à la poursuite de la tigresse?
Les grands chats peuvent-ils être apprivoisés?
L'ont-ils été dans l'antiquité?
Y a-t-il d'autres grands animaux ressemblant au chat?
Qu'est-ce qu'une *panthère?*
De quelle couleur est sa robe?
Où vit-elle généralement?
Où trouve-t-on le *jaguar?*
A quel animal ressemble-t-il le plus?
Quel est le nom de l'animal du genre *chat* que l'on dresse pour la chasse?
Quelle différence y a-t-il entre le guépard et les vrais *chats* ou *felis?*
Qu'appelle-t-on des griffes ou *ongles rétractiles?*
Comment se sert-on du guépard?
Quels sont les climats et les pays où les bêtes féroces sont le plus nombreuses?
Sont-elles plus rares dans les pays civilisés?
Pourquoi?
Quelle conclusion doit-on tirer de la disparition des bêtes féroces devant la civilisation?
Qui est-ce qui doit concourir au progrès?

LE CHAT

(LE FRUIT DE L'ÉDUCATION)

La mère était assise sous le grand figuier du jardin ; une belle clématite grimpant aux branches de l'arbre, et retombant en berceau léger, l'abritait des rayons du soleil.

Elle avait son livre sur ses genoux, à ses pieds sa corbeille à ouvrage. En face d'elle sa petite Denise venait de s'asseoir sur son banc : elle se penchait curieusement sur un livre d'images, dont elle s'efforçait de déchiffrer le texte, et relevait de temps en temps sa petite tête attentive, pour suivre de l'œil les mouches dorées qui venaient étaler leurs ailes dans un rayon de soleil, ou les oiseaux familiers qui sautillaient sur le sable de l'allée.

Ce jour-là, Minette, la bonne chatte blanche, était venue près de sa maîtresse, se coucher au soleil. On avait suspendu au figuier la cage du moineau de Denise ; mais cette cage était vide : l'oiseau s'ébattait en liberté dans le jardin, avec ses frères, les oiseaux de l'air et des bois ; car sa cage, presque toujours ouverte, était pour lui une demeure et non pas une prison.

— Mère, mère, regarde donc, dit tout à coup Denise en tirant sa mère par la robe. Regarde !

C'était une petite scène charmante : le moineau sautillait et voletait d'un air mutin autour de la chatte ; Minette tournait à peine la tête, sans interrompre son *ron-ron* tranquille, sans cesser de lécher délicatement ses pattes blanches.

— Elle va peut-être le manger... dit la fillette.

— Oh non ! mon enfant, répondit la mère. Minette est trop douce et trop bien élevée pour cela... elle ne fera pas de mal à ton oiseau.

— Ah ! ah ! il va se mettre entre ses pattes... Prends garde à toi !

Mais le petit espiègle ne prenait nulle garde : il passait et repassait, s'amusait à becqueter le poil de Minette... et celle-ci jouait de sa longue queue, elle se roulait sur le dos, et parfois jetait ses pattes en l'air, mais elle avait toujours bien soin de rentrer ses griffes.

— Maman ! disait Denise, comme c'est gentil !

— N'est-ce pas ? Elle est bien bonne notre Minette de se laisser lutiner par un moineau.

— Si c'était le grand chat qui n'est à personne, il le mangerait !

— Je le crois bien ; ce chat abandonné est une véritable bête féroce.

— Pourtant les chats ne sont pas des animaux féroces ?

— Les chats sont par leur nature des animaux très féroces, malgré leur petite taille. Ils sont du même genre que les lions, les tigres, les panthères, les jaguars.

— Que dis-tu, ma mère? Notre Minette est du même genre que les tigres?

— Mais oui. A l'état sauvage les chats vivent de proie absolument comme les lions et les tigres... Seulement ils choisissent leurs victimes en raison de leur force, et au lieu d'attaquer les grands animaux pour les dévorer, ils se jettent sur les rats, les souris, les petits oiseaux.

— Ah! oui, je sais que les chats mangent les souris. Ce sont donc des animaux carnivores?

— Sans doute. As-tu remarqué leurs dents aiguës? Et leurs griffes?

— Minette ne m'a jamais montré les siennes.

— Elle en a pourtant, et qui sont pointues comme des aiguilles : seulement elle les tient retirées et ne s'appuie pas dessus pour marcher, parce que cela les userait ; elles s'émousseraient, et Minette ne pourrait plus s'en servir pour saisir sa nourriture, ni pour grimper, ni pour se défendre ou défendre ses petits quand elle en a. Veux-tu voir comment elles sont faites, ses griffes?

— Oui, mère.

— Eh bien, apporte-moi Minette, je vais te faire voir sa patte.

La petite fille prit la chatte dans ses bras, et la posa doucement sur les genoux de sa mère. La maman souleva une des pattes de l'animal, et en fit sortir avec précaution les armes offensives.

— Tiens, regarde comme elles sont retirées dans

une espèce d'étui. Ainsi placées, elles ne griffent pas, elles sont cachées dans le poil ; et Minette fait ce qu'on appelle *patte de velours*. Mais en appuyant tout doucement... les vois-tu qui s'allongent !... Si Minette voulait, en ce moment, comme elle me donnerait un bon coup de griffes !

— Ah ! mère ! regarde donc : elle a une tout petite fente au milieu des yeux...

— Tu veux dire la pupille.

— Oui ! la pupille. Ce matin sa pupille était beaucoup plus large ! pourquoi donc ?

— Écoute bien, tu peux comprendre cela. Quand tu es dans une chambre et que le soleil entre par la fenêtre, si tu trouves qu'il y a trop de jour, que fais-tu ?

— Je ferme les volets.

— Tout à fait ? non : tu n'y verrais plus du tout ; mais tu laisses une petite ouverture pour faire entrer la lumière. Quand le soleil s'est retiré, tu ouvres un peu plus la fenêtre ; puis, quand le soir vient, tu ouvres la fenêtre complétement, pour profiter de tout ce qui reste de lumière.

Eh bien, mon enfant, les chats agissent de la même manière. Ils ont les yeux très sensibles : le grand jour leur fait mal, comme il te ferait mal à toi si tu regardais le soleil. Ils ont au dedans de l'œil une membrane qu'ils ouvrent et ferment à volonté comme de petits rideaux. Quand le jour est trop vif, ils ne laissent qu'une toute petite fente... à mesure que le jour diminue, la fente s'élargit ; et le soir, quand il n'y a presque plus de lumière, ils l'ouvrent toute grande pour mieux voir.

— Est-ce vrai, maman, que les chats voient clair la nuit?

— Oui, ma chère petite... N'as-tu pas vu les yeux de Minette briller dans l'ombre?

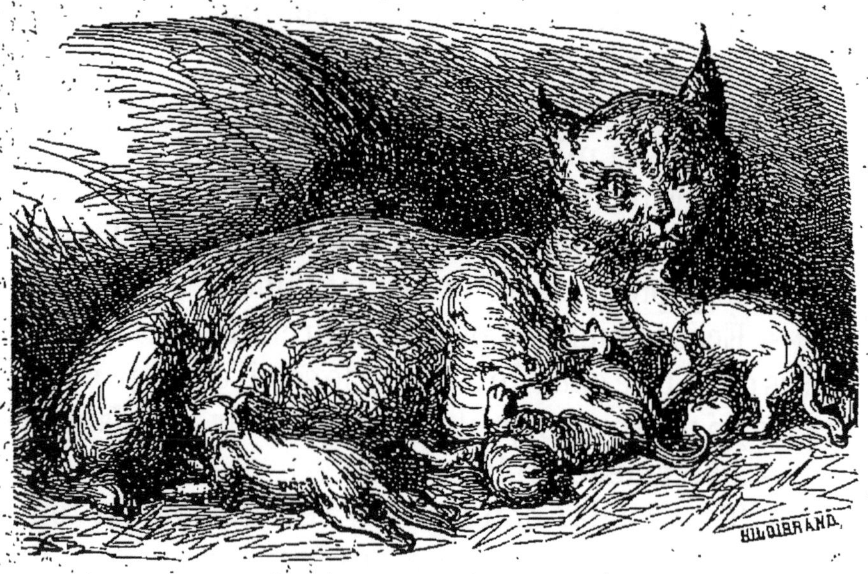

Minette et ses petits.

— Oh! oui, j'en ai eu même grand'peur l'autre soir... Ses deux grands yeux, en me regardant dans le coin noir, luisaient!

— Il y a beaucoup d'animaux féroces dont les yeux brillent comme ceux de Minette, et qui voient aussi dans les ténèbres. C'est ce qui les rend si redoutables, en leur permettant de vous attaquer la nuit, quand on n'y voit plus assez pour les apercevoir et se défendre. Les chats sauvages font de même : ils profitent de la nuit pour dévorer les petits oiseaux qui dorment dans leurs nids... C'est pour cela qu'on les appelle des animaux *nocturnes*.

— Mère, est-ce que Minette aurait pu être aussi une bête féroce?

— Oui ; tout aussi féroce que ces chats farouches qui regardent de travers, jurent si on les approche, et vous sauteraient au visage si l'on cherchait à le prendre. Sais-tu qui a produit cette différence?

— Non, mère.

— C'est l'éducation.

— Et comment fait-on l'éducation des animaux?

— C'est bien facile, mon enfant : il suffit de s'occuper d'eux, de leur donner à manger et à boire, de les traiter avec douceur, de les caresser quelquefois. Alors leurs craintes se calment, et leur nature sauvage s'adoucit : les animaux les plus féroces peuvent être plus ou moins apprivoisés si on les prend tout jeunes.

— Comment, ce n'est pas plus difficile que cela?

— Ma chère fille, rien, ou presque rien ne résiste à la bonté... pas même les bêtes féroces.

Tu vois comme ces animaux sont bien armés, comme ils ont toutes les facilités pour nuire... comme leurs besoins mêmes les y portent ! Eh bien, quand tout d'abord on pourvoit à leurs besoins et qu'on les traite avec douceur, ils deviennent doux, sociables, caressants. On peut dire alors que l'*éducation a perfectionné la nature.*

Questionnaire

A quel ordre d'animaux appartient le chat ?
Quels sont les animaux qui appartiennent au même ordre ?

Comment sont les dents du chat?

Comment sont ses griffes?

Comment appelle-t-on des griffes que l'animal peut retirer à sa volonté?

Les chats y voient-ils clair la nuit?

Leurs yeux brillent-ils dans l'obscurité?

Comment est faite leur *pupille?*

Pour quelle raison est-elle ainsi?

Y a-t-il d'autres animaux dont les yeux brillent aussi dans l'ombre?

Cette faculté des animaux féroces *nocturnes* les rend-elle plus redoutables?

Pourquoi?

Le chat est-il un animal propre et délicat?

Peut-il recevoir une certaine éducation?

Qu'est-ce qu'un chat sauvage?

De quoi se nourrissent les chats sauvages?

Les chats sauvages sont-ils des animaux féroces?

Comment le chat sauvage a-t-il pu devenir un animal domestique?

Quelle est la première condition pour apprivoiser les animaux?

Quelle est la seconde condition?

L'éducation peut-elle quelque chose sur la nature?

L'HYÈNE

(RÉCIT D'UN VIEUX SOLDAT)

— Nous étions assis, un soir, autour d'un feu de *bivouac* : la lune brillait, la nuit était magnifique. Les conversations insouciantes avaient cessé, les soldats étaient rentrés sous leurs tentes; les sentinelles se promenaient tranquillement le long des feux à demi éteints. Nous, notre devoir était de veiller encore; car en ce temps-là, mes enfants, les habitants de cette vaste contrée que nous appelons l'Algérie n'étaient pas encore soumis. Nous devions toujours craindre d'être surpris par les Arabes. — Trois jours auparavant, dans ce même endroit, ils étaient venus nous attaquer pendant la nuit, et quelques-uns de nos hommes avaient été tués.

Eh bien! savez-vous de quoi nous parlions pour faire passer ces heures de la veillée? Nous ne parlions ni des dangers que nous avions à courir, ni des privations qu'il nous fallait supporter, ni des lions que nous entendions parfois rugir dans le lointain, ni de nos batailles, ni de nos victoires..... Nous parlions de la France, de notre pays, de nos familles!.... et nous ne pensions pas plus aux Arabes que s'il n'en eût jamais été question.

Moi, j'étais debout, enveloppé dans un grand manteau gris qui me donnait l'air d'un revenant..... Le lieutenant Blondel, qui dînait ici l'autre jour, tisonnait, couché par terre et appuyé sur son coude; d'autres avaient roulé de grosses pierres autour du feu et s'y étaient assis en cercle.

Tout à coup mon chien, qui semblait dormir, se lève sur ses pattes et dresse les oreilles...

« — Entendez-vous ? dit Blondel en prêtant l'oreille à son tour; c'est ici, tout près, dans le petit bois de platanes : on dirait qu'on marche sur les feuilles....

» — C'est sans doute quelque bête sauvage, dis-je.

» — Pourvu que ce ne soient pas ces damnés de Bédouins, reprit un autre.

» — Ne faites pas de bruit, dit Blondel; ne réveillez personne..... Si c'étaient des Arabes, nos chiens aboieraient au lieu de grogner comme ils font. C'est peut-être un sanglier...

» — Ou plutôt des chacals.

» — Allons voir, dis-je. Si ce sont des ennemis qui viennent nous déranger, quels qu'ils soient, ils vont être mal reçus. »

Nous prenons nos fusils, et nous pénétrons avec précaution dans le bois de platanes.

« — Il n'y a rien là-dedans, disait l'un.

» — Pourtant, répondait Blondel, je crois bien

avoir entendu gratter de ce côté. » Et il regardait entre les arbres.

Nos chiens, que nous tenions en laisse, faisaient résistance ; ils flairaient un ennemi.

« — Ah ! ah ! doucement, venez voir... »

A côté du bois, il y avait une petite prairie où nous avions enterré nos pauvres camarades; nous avions planté des croix de bois grossières pour indiquer la place où nous les avions mis. Et là..... une dizaine de bêtes faisaient un sabbat infernal. C'étaient des hyènes !

« — Ah ! comme elles ont gratté la terre autour des tombes !

» — Elles viennent pour déterrer nos morts et les dévorer.....

» — Les affreuses bêtes ! Ne vous montrez pas..... nous allons leur apprendre..... Attention ! feu ! »

Mais il était trop tard : les hyènes nous avaient aperçus, et elles avaient pris la fuite.

Une seule tomba morte, nous ne pouvions songer à poursuivre les autres !

Nous nous approchâmes pour voir la bête à la clarté de la lune. — Elle était à peu près de la taille d'un gros chien ; son long poil gris sale était marqué de taches noires, à peu près comme la robe d'un chat. Sa tête ressemblait à celle du loup, mais plus courte, plus aplatie. Ses oreilles larges et droites étaient presque dépourvues de poil. Sa grande queue était velue comme celle du renard.... En somme, une bête laide et d'un aspect repoussant.

Nous l'emportâmes auprès de notre feu : le lieutenant s'amusait à la prendre par les oreilles pour faire peur à son chien..... car vous saurez, mes enfants, que les chiens ont plus d'aversion pour l'hyène que pour les autres bêtes féroces.

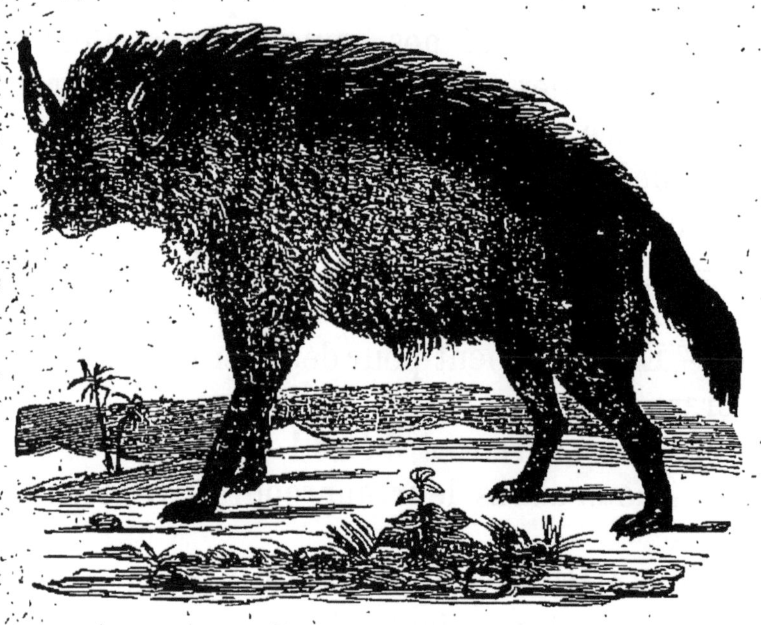

Hyène tacneteo.

« — Voilà donc cet animal sur lequel on a fait tant de contes, dit le major, qui avait été réveillé par nos coups de fusil, et venait voir ce qui se passait. Les hommes d'autrefois prétendaient que l'hyène bêlait comme un agneau pour attirer les brebis; qu'elle appelait même les bergers *par leur nom*, ce qui leur causait une telle frayeur, qu'ils restaient immobiles sur place, pendant que la bête carnassière enlevait une tête de leur bétail.

» Les Arabes, eux, regardent l'hyène comme un animal de malheur..... Le fusil qui a tué une hyène, disent-ils, est un fusil perdu, il ne peut plus tirer juste.

» — Quelle stupidité ! dit notre lieutenant. Qu'ils viennent donc voir si ma bonne carabine les manquera.

» — Savez-vous ce qu'il résulte de ces sottes croyances ? dit le major. C'est que, de peur d'ensorceler leurs fusils, les Arabes ne détruisent pas les hyènes, et ces bêtes féroces dévorent leurs moutons et même leurs chiens. Et quand elles manquent de chiens et de moutons, elles viennent déterrer les morts jusque dans les cimetières.

» — C'est ce qu'elles étaient en train de faire quand nous sommes arrivés, dit Blondel. Je ne connaissais pas ces animaux-là, je les prenais pour des loups.

» — Vous voyez pourtant que l'hyène n'a ni la même couleur, ni la même forme. Il est même facile de distinguer les hyènes à la *trace*, car toutes les autres bêtes féroces ont cinq doigts aux pattes de devant, et l'hyène n'en montre que quatre. Tenez, voyez ! » Et il nous étalait les pattes de la bête morte.

— J'ai vu, depuis ce jour, d'autres hyènes en Algérie, et j'ai appris que cette bête grossière et féroce est cependant capable de s'adoucir par les bons traitements, et de s'attacher à un maître. J'en ai moi-même caressé une qui était apprivoisée, et qui s'allongeait sous les caresses de ma main comme un chat ou un chien affectueux. Mais leur caractère à l'état sauvage est bien différent. On dit que dans certains pays elles suivent les armées en marche, pour dévorer les morts sur les champs de bataille...

— Alors les hyènes doivent aimer beaucoup la guerre? dirent les enfants.

— Ah! mes enfants, elles en sont bien dignes, car la guerre est une hideuse chose! Quand on est attaqué, on est bien obligé de se défendre; mais, malgré cela, je vous le dis, tout vieux soldat que je suis, c'est affreux de voir les hommes s'entr'égorger, au lieu de s'aimer et de s'entr'aider les uns les autres, selon la volonté de Dieu!... En définitive, le carnage n'a jamais donné raison à personne; les bêtes féroces et les oiseaux de proie sont les seuls qui en profitent! Et rien n'atteste mieux la barbarie des peuples que leur passion pour la guerre.

Questionnaire

A quel ordre appartient l'hyène?
Quelle est sa taille?
Quelle est la couleur de sa robe?
Quelle est la forme de son corps et de sa tête?
A quoi ressemble sa queue?
Combien a-t-elle de doigts visibles aux pattes de devant?
En quel pays trouve-t-on des hyènes?
De quelles proies se nourrissent-elles?
Quelle superstition les Arabes ont-ils à l'égard des hyènes?
Que résulte-t-il de cette superstition?
Dans quelle intention les hyènes suivent-elles les armées en marche?
A qui profitent les champs de bataille?
Quelle est la plus grande preuve de la barbarie d'un peuple?

LE LOUP ET LE RENARD

(SCÈNE DE BRETAGNE)

— T'en viens-tu, Yvon? Moi, j'ai froid.

— Il est encore de bonne heure, Alain; si tu as froid, ranime le feu que j'ai allumé le long du fossé: va chercher de la bruyère.

— Non, viens. Tu sais que nous ne sommes pas rendus. Tiens, voilà les chevaux de la ferme des Chênes qui reviennent du labour; on ne voit déjà plus le clocher, là-bas.

— C'est la brume.

— C'est le soir: entends-tu les corbeaux. Avant que nous ayons abreuvé nos bêtes, il sera tout nuit. Et puis, on a vu des loups!

— Des loups? je n'en ai pas encore ouï parler cette année.

Il y en a dans le bois; les gens des Chênes les ont entendus.

— Quand donc?

— Il y a huit jours. Tu connais bien Jean, le garçon des Hautes-Feuilles?... les loups ont rôdé toute la nuit autour de son étable; c'est lui qui me l'a dit. Ils sont venus gratter à la porte, ils ont voulu grimper sur le toit... Le fermier est sorti avec son fusil, mais ils se sont sauvés...

— Si ç'avait été dans le froid de l'hiver, quand il y a de la neige, et rien à manger par-dessus, ils ne se seraient pas échappés comme ça, va, Alain. C'est bien dangereux un loup quand il a faim. L'année dernière, notre curé revenait de voir un malade à la métairie de Launay, il avait pris avec lui le petit François pour porter sa lanterne parce qu'il faisait déjà nuit : c'était dans le temps de Noël. En traversant la lande, ils se sont rencontrés avec deux loups qui se sont mis à les suivre... Quand ils ont passé à la croix, là où la route traverse le taillis, les loups les suivaient de l'autre côté du fossé. De temps en temps ils allongeaient la tête par-dessus la haie, et le curé et François voyaient leurs yeux qui brillaient... Ils avaient grand peur, va ! Ils ont été suivis ainsi jusqu'au village. S'ils n'avaient pas eu de lanterne !...

— Les loups ont donc peur des lanternes ?

— Non, pas de la lanterne, mais de la lumière : ils ne savent pas ce que c'est, et ça les écarte.

— Sont-ils bêtes d'avoir peur de la lumière : c'est si joli !

— Oui, mais avec la lumière on ne peut pas faire de mauvais coups : c'est pourquoi les brigands aiment mieux l'ombre. Si tu te trouves seul dans un endroit où il y ait des loups, ce que tu as de mieux à faire, c'est d'allumer un feu brillant ; ils viendront peut-être tourner autour, mais ils n'approcheront pas.

Pendant que les deux petits bergers devisaient ainsi, le tard se faisait; le vent, de plus en plus froid, soufflait sur les bruyères. Alain et Yvon appellent leur chien noir, réunissent leurs troupeaux dispersés, puis ils traversent les *landes*, en se dirigeant sur un bouquet de pins qu'ils distinguent à peine dans la brume; là on prend le sentier pour descendre à l'abreuvoir : les vaches se hâtant vers l'étable; les moutons, comme toujours, défilant à la suite.

En Bretagne, il y a beaucoup de ces grandes plaines arides et pierreuses qu'on appelle *landes :* elles sont couvertes de bruyères et de petits buissons de genêts épineux. Pendant les chaleurs de l'été l'herbe y est brûlée par le soleil, mais après les pluies d'automne elle reverdit, et les bergers y conduisent paître leurs brebis et leurs vaches. Quand on descend dans les vallées, on rencontre de jolis petits ruisseaux qui coulent sous les taillis de chênes et de châtaigniers; de distance en distance le ruisseau s'élargit un peu, et forme, au sortir du taillis, de petites mares où le bétail va boire.

En arrivant à la mare, les vaches semblèrent inquiètes : elles baissaient la tête en allongeant le museau ; le chien se mit à grogner à mi-voix en montrant les dents, et dressant les oreilles.

Les deux bergers crurent entendre du bruit sous le taillis, et voir les broussailles s'agiter. Tout à coup Alain aperçoit un grand loup qui allongeait la tête par-dessus le fossé, de l'autre côté du ruisseau.

— Le vois-tu ? le vois-tu ?... Au loup ! au loup ! cria le jeune berger de toute sa force, en grimpant sur un arbre.. — Au loup !...

L'autre berger prend son bâton, et s'avance dans l'eau à la suite de son chien. Le loup était là, les pattes dressées contre le fossé, mais n'osant le traverser : le chien le tenait en respect. Les vaches se serraient l'une contre l'autre, et se préparaient à se défendre avec leurs cornes. Les moutons avaient pris la fuite en désordre ; et voilà qu'un second loup s'élance du taillis, se met à leur poursuite, se jette sur un agneau et l'emporte. Le pauvre petit bêlait lamentablement.

— Là ! là ! Au loup ! au loup ! crie à son tour Yvon.

A leurs cris, les gens d'une ferme voisine accourent avec des fusils et des fourches. Leurs chiens se jettent avec rage sur la trace du loup, qui recule sous le taillis en montrant les dents ; mais il ne voulait pas lâcher le mouton, et les branches le gênaient. Il serrait sa proie avec tant d'acharnement, qu'un jeune homme put s'en approcher et lui tirer dans la tête un coup de fusil qui le tua roide. Quant à l'autre loup, il avait pris son parti en faux brave, c'est-à-dire qu'il s'était enfui.

Tout le monde était en grand émoi : le danger passé, les deux petits bergers en tremblaient encore ! Alain, celui à qui appartenait l'agneau blessé, pleurait. Chacun s'empressa à leur secours : le jeune berger prit son agneau dans ses bras ; les gens de la ferme aidèrent à rallier le troupeau ; le garçon de ferme chargea le loup mort sur ses épaules et se dirigea vers le village.

— Ouvrez ! ouvrez ! c'est nous... Ah ! mon pauvre petit mouton... voyez comme il saigne ! C'est le loup... Le loup l'a presque tué !

— Il n'en tuera plus d'autre, dit le brave garçon, en jetant à terre le cadavre du loup. Voyez quelle bête ! je n'en puis plus de fatigue, et encore il a fallu m'aider.

En quelques instants tout le village s'était rassemblé dans la maison pour entendre le récit de l'événement. Les petits enfants accouraient pour voir la bête, mais ils n'osaient s'en approcher, quoiqu'elle fût morte, elle leur faisait encore peur.

— C'est un vieux loup, dit le fermier ; sans votre secours, mes amis, il y aurait eu peut-être quelque grand malheur.

— Ils étaient deux, dit Yvon, mais l'autre n'était pas si grand que celui-là ; il était tout noir, et celui-ci est un loup fauve... Il avait des yeux qui brillaient comme des yeux de chat.

— Vois-tu ses grandes dents !... disait une petite fille, en allongeant la tête pour mieux voir.

— *C'est pour te manger !* répondit son frère en plaisantant.

La petite fille se cacha derrière sa mère.

— On dirait un gros chien, ajouta un autre enfant.

— Ce n'est pas à un *gros* chien qu'il ressemble, c'est plutôt à un grand chien qui aurait longtemps jeûné. Voyez comme il est maigre et efflanqué. Mais

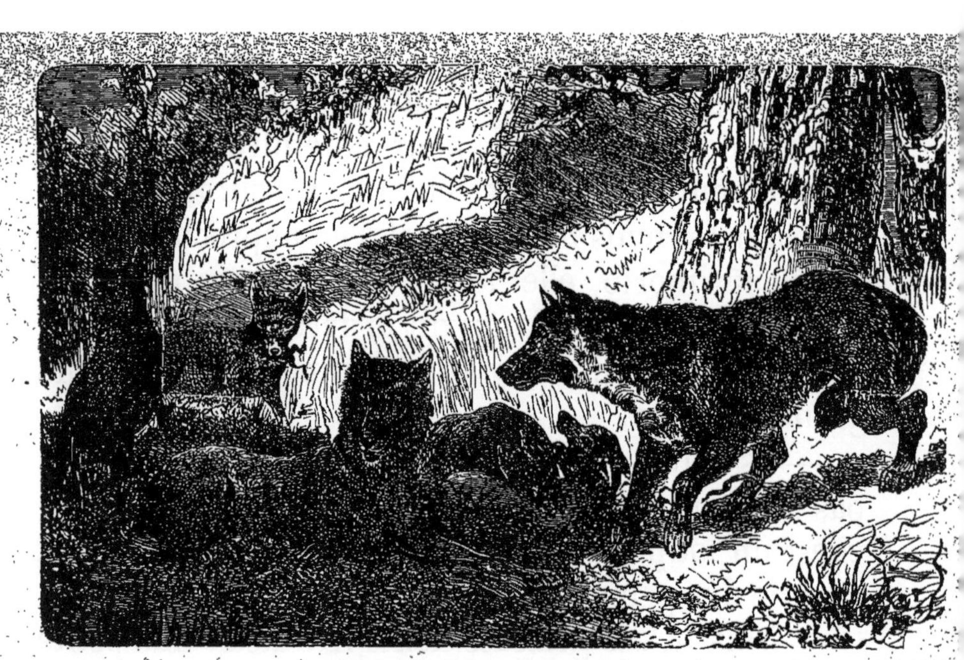

Une famille de loups dans un bois.

pour la taille il est plus grand que tous les chiens que j'ai vus.

— Ses pattes sont toutes pareilles à celles d'un chien, et ses ongles aussi, observa un jeune garçon ; mais pour la tête, il ressemble davantage au renard que le père Lecoat a tué l'autre jour. C'est presque la même figure, et le museau presque aussi effilé... La queue est loin d'être aussi belle que celle du renard.

— Ah ! oui, il y a encore le renard pour achever de nous plaindre ! dit la vieille grand'mère. Mon Dieu ! que c'est donc un misérable temps que l'hiver !... Comme si ce n'était pas assez de la peine qu'on a à nourrir ses bestiaux, il faut encore que toutes les méchantes bêtes de la terre s'entendent pour nous faire du dommage ! Aujourd'hui c'est le loup; il y a huit jours c'était le renard. Il nous a pris notre brave coq qui nous réveillait le matin. On ne peut plus compter sur rien en ce monde.

— C'est la pure vérité, ma bonne mère, que le père Lecoat a fait un beau coup en nous débarrassant de ce voisin-là ! mais il n'en manque pas d'autres, par malheur.

— Et pourquoi ne vous mettez-vous pas tous ensemble pour leur faire la chasse? repartit la grand'mère. De mon temps il n'en manquait pas non plus de renards, mais on faisait des battues le long des bois, aux environs des garennes ; c'est là qu'ils creusent leurs terriers : partout où le lapin abonde il y a des renards. Si vous les laissez faire, ils détruiront tous les lapins, et viendront nous voler nos poulets jusque dans les maisons.

— Ça ne doit pas être commode à prendre un renard, dis, grand'mère? c'est si fin! On dit toujours : Rusé comme un renard.

— C'est rusé pour attaquer, répondit le garçon de ferme. Si vous les voyiez rôder autour des fermes, là où il y a des poules, des oies, des canards.... Mais ça ne sait pas du tout ruser pour se défendre.

Quand ils ont pu pénétrer dans un poulailler, ils commencent par égorger tout ce qu'ils y trouvent de vivant. Ensuite ils emportent une des pauvres bêtes à leur terrier, puis ils reviennent en chercher une autre, et toujours tant qu'il y en a, ou jusqu'à ce que le jour vienne, car ces animaux-là sont poltrons, et ils n'approchent pas des métairies pendant la journée. Ce qu'ils ne peuvent pas manger en une seule fois, ils l'enterrent; et quand la faim les reprend, ils retournent à leurs provisions. Il y a des renards qui sont si forts, qu'ils se jettent sur les agneaux comme de vrais loups. Ils les tuent bien, mais, quoique forts, ils ne peuvent pas les emporter : un agneau est trop lourd pour eux.

— Ce n'est donc pas bien gros un renard?

— C'est gros comme un chien de moyenne taille, et fait à peu près comme un loup : ils ont des dents à proportion aussi longues, et des yeux rougeâtres qui brillent la nuit comme ceux d'un loup.

— Est-ce que les yeux des loups brillent la nuit?

— Tiens, viens voir les yeux de celui-là! Tout mort qu'il est, vois-tu?... Seulement les loups ont

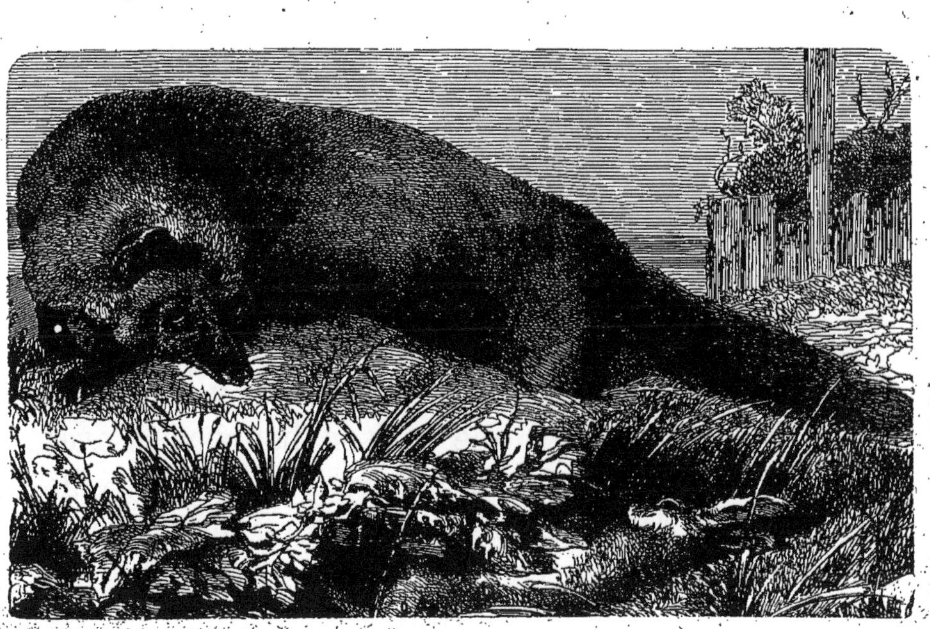

Renard flairant un piége.

la pupille ronde, et les renards ont la pupille fendue à la manière des chats.

— Les renards sont-ils de la même couleur que les loups?

— Ils sont plus roux. Il y en a pourtant qui sont presque noirs, et j'ai entendu dire par notre instituteur que, dans les pays où il fait très froid, si froid qu'il y gèle presque toute l'année, les renards sont blancs, et ont le poil plus long et beaucoup plus fourni que ceux de notre pays.

— Est-ce vrai ce que disait le père Lecoat, que les renards mangent le raisin?

— Oui, c'est très vrai. Moi qui ai demeuré plus de dix ans en Vendée, où il y a beaucoup de renards, j'ai vu les treilles dévastées.

— Mais est-il sûr qu'elles le fussent par les renards?

— Oui!... très-sûr : écoutez cette histoire.

Du temps que j'étais en Vendée, il y avait tout près de notre village une maison bourgeoise avec une belle serre. Dans cette serre il y avait une treille qui donnait de beau raisin doré, bien plus gros et bien plus sucré que celui des treilles ordinaires; et toujours mûr longtemps avant le raisin qui pousse en plein air. Aussi M. Porée, le propriétaire, y tenait beaucoup. Un jour, en entrant dans sa serre, il trouva les fleurs en désordre, et des débris de raisins semés de droite et de gauche; toute sa treille était pillée.

Il se plaignit beaucoup; crut qu'on l'avait volé, quoique pourtant la serre fût fermée à clef. Dans le village on pensa que c'était quelqu'un de chez lui qui avait croqué le raisin. Quand il m'en parla, je lui dis que ce devait être un renard.

« — Un renard? Ah bien oui! C'est un conte. Mon raisin a été pris par quelque malin renard à deux pieds; mais si je l'attrape!... »

Moi qui avais mon idée, je lui dis que j'irais y veiller la nuit prochaine. La nuit venue, je me mis à l'affût derrière une treille. Il faisait clair de lune, on y voyait presque comme en plein jour. Il n'y avait pas une heure que j'étais là, quand je vois mon renard qui se glisse le long du mur, et entre par une vitre cassée.

J'aurais bien pu le suivre dans la serre, mais peut-être qu'en cherchant à se sauver, il aurait fait plus de dégât parmi les fleurs que la valeur du raisin : j'aimai mieux attendre. Je le laissai croquer tout à son aise.... *Il n'était pas trop vert*, ce raisin-là! Enfin, le renard, rassasié sans doute, sort par où il était entré : je lui tire un coup de fusil et.... il court encore! Mais la balle l'avait effleuré, et lui avait détaché assez de poils pour qu'on vît bien à qui on avait eu affaire.

Pendant que les enfants écoutaient le garçon, les gens de la ferme avaient fait rentrer leurs bêtes à l'étable. Les femmes entouraient l'agneau malade, et lavaient ses blessures avec du vin sucré. Les hommes, assis au foyer, causaient entre eux de l'accident, et des précautions à prendre pour préserver le bétail. On parlait de battues, de pièges, comme on parle de pompes le lendemain d'un incendie.

— Tout cela, dit le vieux fermier, n'est possible

que si le monde s'entend pour la chasse aux bêtes nuisibles. Si chacun y va séparément, il s'expose ; et les bêtes, écartées d'un côté, se rattraperont par l'autre. On ne viendra à bout des animaux malfaisants, comme de beaucoup d'autres maux, qu'en s'associant pour les combattre.

Tout le monde trouva que le fermier avait raison ; mais il paraît que l'association n'a pas été assez complétement réalisée, car il y a encore pas mal de loups et de renards en Bretagne... et ailleurs !

Questionnaire

A quel ordre appartiennent le loup et le renard ?
Pourquoi rapproche-t-on ces deux animaux dans la même histoire ?
Ont-ils les mêmes mœurs ?
Ont-ils à peu près la même forme ?
En quoi diffèrent-ils principalement ?
Est-ce au *chien* ou au *chat* qu'ils ressemblent ?
Le loup est-il de grande taille ?
Quelle est généralement la couleur de son poil ?
Y a-t-il des loups d'une autre couleur ?
Comment sont les yeux des loups dans l'obscurité ?
Quel effet produisent la lumière et le feu sur les loups ?
En quelle saison les loups sont-ils le plus redoutables ?
Quels animaux attaquent-ils de préférence ?
Qu'est-ce qu'une *lande ?*
Quelles sont les plantes qui y croissent ?
Une lande est-elle un pâturage ?
Quels animaux le renard attaque-t-il ordinairement ?
Les renards sont-ils féroces ?
Les renards sont-ils prévoyants ?
Sont-ce des animaux nocturnes ?
Est-il vrai qu'ils aiment certain fruit, et lequel ?
De quel grosseur est le renard ?
De quelle couleur ?
Y a-t-il des renards d'une autre couleur ?
Dans quel pays se trouvent les renards gris et blancs ?

LE CHIEN

(LA CABANE ASSIÉGÉE)

— Il faisait froid, bien froid : la neige était sur la terre. Les grands sapins étaient tout blancs, et des aiguilles de glace pendaient au bord des toits.

Ce soir-là, dans une cabane de charbonnier couverte de bruyère, et bâtie à la lisière de la forêt, deux jeunes enfants, blottis au coin de l'âtre, chauffaient leurs petites mains rougies à un feu de bourrée.

Il n'y avait pas d'autre lumière dans la pauvre cabane : le vent y entrait à travers la porte mal jointe.... mais la flamme était vive et claire; le sapin humide pétillait et chantait comme le bois des pommiers en séve.

Sur la pierre du foyer, un gros chien était couché le long des cendres, le museau appuyé sur ses pattes. — La mère filait, à la lueur de la flamme, sa quenouille de laine brune; le père était au bois près des *meules* de charbon.

« — Entends-tu ?... disait tout bas la petite fille.

» — Oui, j'entends ! Ce sont les loups qui hurlent dans la forêt. »

Et alors le vieux chien dressait l'oreille sans bouger, et grondait comme en rêvant.

« — Tais-toi, Drac! disait la mère. »

Alors le bon chien se taisait, et allongeait son museau pour lécher tendrement la main des enfants.

Il était bien vieux le bon Drac. Son poil, noir autrefois, était devenu gris comme les cendres. Patient et tranquille, il se laissait lutiner par les enfants qu'il aimait, mais il était terrible encore contre les bêtes féroces, avec ses longues dents aiguës et son collier garni de pointes de fer.

La lune éclaire; et les loups aiment à rôder à la lune. Les hurlements se rapprochent par intervalles... Le vieux chien se lève lentement sur ses pattes, il secoue l'oreille, et va flairer à la fente de la porte en grondant sourdement. La mère a quitté son ouvrage... Elle est inquiète.

« — Père n'arrive pas, dit la petite fille... si les loups allaient le manger!

» — Père a son fusil, répondit le frère, et puis Brisefer est avec lui. Je vais aller voir s'il vient par le sentier.

» — Non, non! n'y va pas! dit la mère.

» — Mère! s'écrie tout à coup la petite fille, regarde! »

Elle montre à la petite fenêtre... derrière la vitre enfumée, une grosse tête noire qui regardait avec des yeux brillants...

« — Ah! mon Dieu! un loup! »

La mère tremble, les enfants pleurent et se serrent contre leur mère.

Bientôt on entend hurler autour de la cabane: c'étaient cinq ou six loups qui rôdaient, et essayaient de grimper sur le toit; ils grattaient rudement la porte avec leurs pattes, et passaient le bout du museau par-dessous.

Le vieux Drac, le poil hérissé, les lèvres relevées découvrant toutes ses dents, grondait avec colère, et se dressait derrière la porte que les loups cherchaient à ébranler; la mère avait pris une hache..... Cela dura une demi-heure!

Enfin, un aboiement rauque et violent répond aux hurlements des loups. C'est Brisefer qui accourt, c'est le père qui revient!

L'énorme dogue se rue au milieu des ennemis. Chaque coup de sa gueule terrible en met un hors de combat. Les loups, rendus furieux par la faim, se défendent avec rage et font au chien de cruelles morsures.

Le charbonnier arrive au secours de son fidèle défenseur; il lâche ses deux coups de fusil au milieu de la mêlée. « — Ouvrez vite! »

Il se précipite dans la cabane, jette à terre son fusil déchargé, et saisit la hache des mains de sa femme pour défendre l'entrée de sa demeure.

A peine la porte est-elle ouverte, que Drac s'élance au dehors : il fond avec fureur sur les bêtes féroces acharnées contre son vaillant compagnon. Les loups sont mis en pièces; quatre sont étendus morts sur la neige, les autres prennent la fuite.

Brisefer haletant, joyeux, quoique tout couvert de sang et de blessures, vient se coucher aux pieds de son maître. Mais Drac, le pauvre vieux Drac ne vit pas sa victoire : les loups l'avaient étranglé !

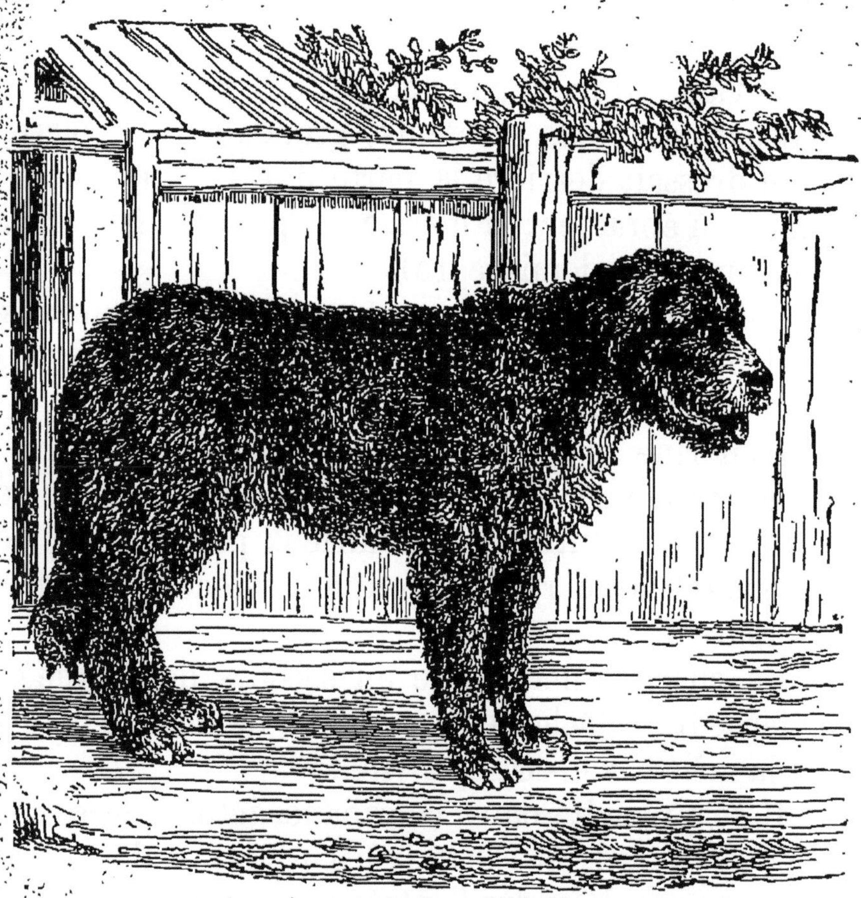

Le vieux Drac.

— Le pauvre animal ! s'écrièrent ensemble tous les enfants.

— C'est donc bien vrai qu'il y a des loups, demanda la petite Henriette.

— Mais oui, c'est bien vrai, répondit Marcel :

seulement, il ne faut pas que tu en aies peur, parce qu'il n'y en a que dans les forêts. Moi, je n'en ai jamais vu, mais notre berger en a vu; c'est pour cela qu'il a un chien, son bon Turc, comme il l'appelle : il l'emmène toujours avec lui aux champs, pour garder nos moutons et nos chèvres.

— Autrefois, dit la mère, il y avait beaucoup plus de loups qu'à présent. Dans l'hiver, ils étaient affamés, et venaient rôder autour des fermes isolées. Ils pénétraient quelquefois dans les villages, et même jusque dans les rues des villes. Ils sont plus rares maintenant... Il y en a encore cependant; ainsi que des renards, des blaireaux et d'autres animaux destructeurs. Et si l'on n'avait pas de bons chiens de garde, non-seulement les bêtes malfaisantes viendraient dans les métairies détruire les bestiaux, mais aussi les rôdeurs de nuit viendraient dérober les instruments de labour, et les récoltes qu'on est obligé de laisser dehors, faute de granges assez vastes pour les contenir.

Si les vaches et les chèvres restaient toujours renfermées dans l'étable, et les moutons dans la bergerie, le chien de la ferme suffirait pour les garder. Mais comme ils vont aux champs, il faut un autre chien pour les accompagner, et les défendre au besoin : c'est le *chien de berger*. Il dirige le troupeau, car il sait le chemin du pâturage. Il empêche les animaux d'aller brouter la récolte du voisin ; il ramène ceux qui s'écartent; *il donne de la voix*, c'est-à dire il aboie après ceux qui restent en arrière. Un seul berger ne suffirait pas à conduire et à garder tant de bêtes sans l'aide de son chien.

Il y suffirait d'autant moins que, dans beaucoup de pays, on ne rentre pas les troupeaux de tout l'été : ils restent nuit et jour sur le pâturage. Voilà Julien qui sait bien cela, lui qui a demeuré en Normandie. Dis, Julien, comment ferait-on pour garder les troupeaux la nuit, si l'on n'avait pas de bons chiens?...

— Oh ! ce serait impossible.

— Car enfin, mes enfants, il faut bien que le berger se repose et qu'il dorme. Pendant qu'il dort, son chien veille pour lui. En outre, que deviendrait le pauvre berger s'il lui fallait être toujours seul ? Il serait bien malheureux ; car, mes enfants, personne ne peut se passer d'avoir auprès de soi quelque chose à aimer. Le berger a son chien, qui le comprend et le caresse ; il lui parle, il joue avec lui. Ce n'est pas seulement pour lui un gardien, un serviteur, c'est aussi un ami, un compagnon.

J'ai connu dans une ferme un petit berger mal payé, rudoyé, à peine nourri, qui ne pouvait se résoudre à changer de maison parce qu'il aurait fallu se séparer de son chien. Ce chien était sa seule affection et son seul ami.

Dans nos contrées, le berger ne va jamais faire paître ses troupeaux très loin des habitations ; il revient de temps en temps à la ferme, il traverse le village... Mais dans les pays de hautes montagnes, en Suisse par exemple, dans les Alpes, les bergers partent au printemps avec leurs troupeaux, et ne reviennent qu'après plusieurs mois d'absence.

Dans ces montagnes, il y a des pâturages qui restent couverts de neige et de glace tout l'hiver ; mais au printemps la neige fond, l'herbe reparaît verte et fraîche. Les pasteurs, qu'on appelle *les vachers* parce qu'ils élèvent surtout des vaches, partent donc à l'entrée de la belle saison, et ne reviennent qu'à l'automne. Ils s'établissent dans de petites maisons de bois construites près des pâturages, et appelées des *chalets*. C'est dans ces chalets qu'ils abritent leur bétail quand il fait trop froid. Ils s'associent quatre ou cinq ensemble pour fabriquer du fromage avec le lait de leurs animaux ; pour s'entr'aider et se porter secours : hors cela, ils ne voient personne pendant une grande partie de l'année ! Ils seraient fort en peine ces bergers, s'ils n'avaient pas leurs bons et vaillants chiens pour leur tenir compagnie, pour guider leurs troupeaux dans ces pâturages difficiles, pour les aider à écarter les loups et les ours; enfin pour les secourir eux-mêmes quand il se présente quelque danger.

— Il y a donc des dangers dans les montagnes?

— Oui, mes enfants ; il y en a même de très-grands, surtout pour les voyageurs qui n'y sont pas habitués. Avez-vous entendu parler des *chiens du mont Saint-Bernard?*

— Oui !

— Non !

— Non, pas moi !

— Alors je vais vous en parler.

Le mont Saint-Bernard est une haute mongne des Alpes, que les voyageurs sont souvent obligés de franchir ; le passage à certains endroits est très beau, mais à d'autres endroits il est périlleux. Figurez-vous que vous gravissez un sentier étroit et montueux. La neige, la glace vous entourent de tous côtés ; vous êtes fatigués, et cependant il faut toujours, toujours marcher, de peur d'être surpris par le froid. On a des guides qui connaissent le chemin : mais quelquefois il se forme un tel brouillard qu'on ne se voit plus à dix pas, et alors on court risque de s'égarer ; ou la neige se met à tomber en abondance , on ne peut plus avancer... et cependant la nuit vient... Les voyageurs sont alors en grand danger. S'ils s'arrêtent pour se reposer un instant, le froid les engourdit, ils s'endorment... Et quand on s'endort dans la neige, on ne se réveille plus ! Ou bien ils s'égarent... Et quand on s'égare dans la neige, on ne retrouve plus son chemin.

— Ah, mon Dieu !

— Eh bien, mes enfants, il y a des hommes de dévouement, des hommes vraiment religieux, qui ont bâti, vers le haut de la montagne, un hospice pour donner asile et secours aux voyageurs. La vie est bien triste et bien pénible dans le froid, la neige, la solitude : ils ont accepté cette vie. Les voyageurs attardés ou fatigués qui parviennent à l'hospice y sont les bienvenus. Mais ceux qui sont égarés dans la nuit et le brouillard ; ceux qui sont engourdis dans la neige ; ceux qui sont trop fatigués pour arriver jusqu'au haut de la montagne, il faut les aller chercher. Et pour retrouver les traces d'un voyageur égaré, ce n'est assez ni du courage ni du dévouement de l'homme : il faut de plus un instinct que l'homme n'a pas. Cet instinct qui manque à l'homme, le chien le possède ! Les bons pères de l'hospice ont dressé une race de chiens des montagnes, forte et vaillante, pour leur venir en aide.

Quand il y a du danger, les chiens du mont Saint-Bernard partent, vont errant et cherchant le long des défilés ; ils reconnaissent l'endroit où un homme est enseveli sous la neige ; ils grattent, ils aboient, ils appellent du secours. Eux-mêmes portent à leur cou un panier contenant quelque nourriture, et des boissons généreuses pour ranimer les voyageurs engourdis. Et voilà, mes enfants, comment l'homme et le chien ont associé, l'un son intelligence, l'autre son instinct, tous deux leur dévouement, pour l'une des œuvres les plus touchantes qui aient été accomplies sur la terre.

— Mère, comment fait-on pour apprendre tant de choses aux chiens ?

— Mes enfants, les animaux ont de la mémoire et une certaine compréhension ; à force de patience, on finit par leur enseigner même des choses qui paraissent au-dessus de leur nature. Témoin ces chiens auxquels on apprend toutes sortes de tours d'adresse qui, pourtant, ne servent à rien.

— Ah ! oui ! les chiens savants !

— Il est beaucoup plus facile de leur enseigner des choses auxquelles ils sont déjà disposés par leur instinct.

— Comment cela, mère?

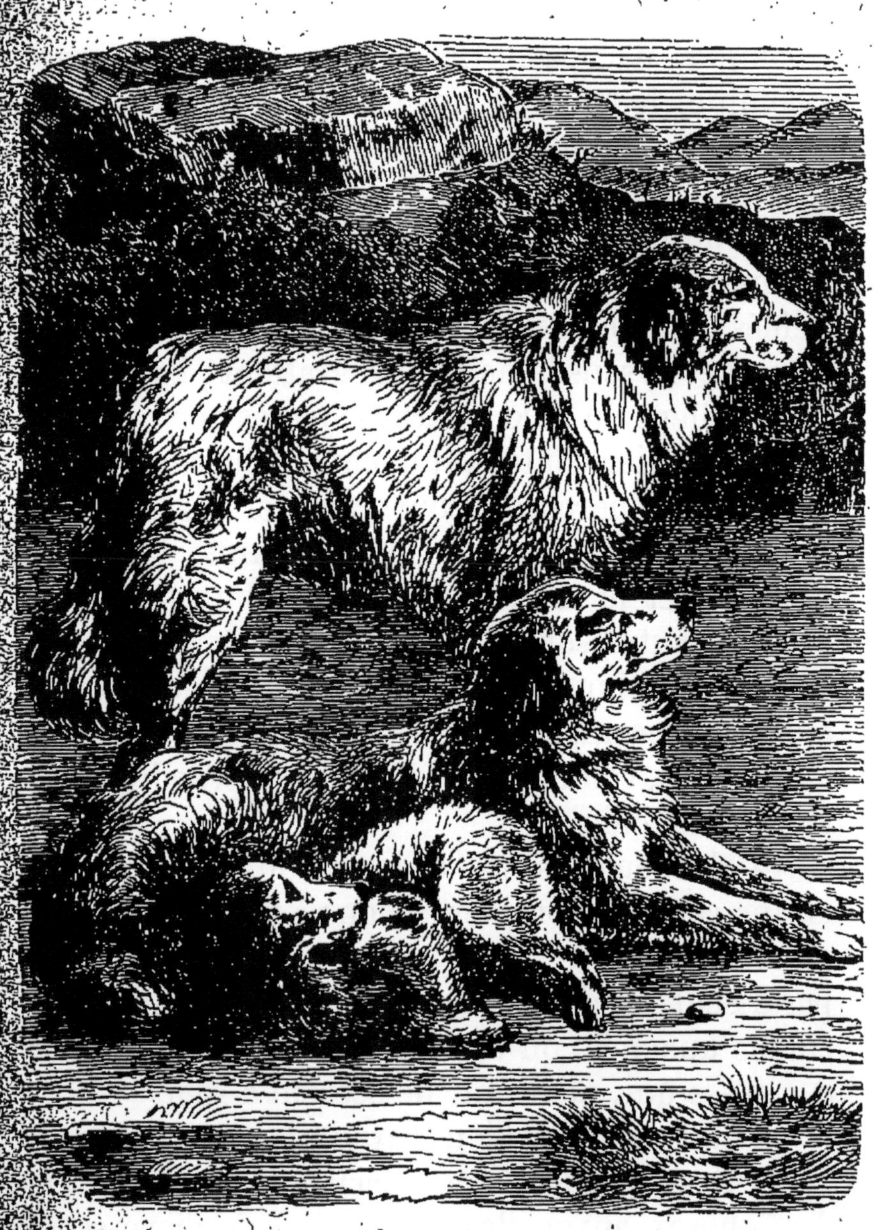

Chiens des Alpes, dits : du mont Saint-Bernard.

— Par exemple, il est plus facile d'apprendre à un chien à chasser, puisqu'il y est disposé naturellement, que de lui enseigner à jouer aux cartes, ce qui n'est pas du tout dans sa nature.

— C'est donc dans la nature des chiens de sauver des hommes ?

— Les chiens ont un instinct qui les attache à l'homme, et les dispose à lui porter secours : tu connais bien ces chiens que l'on nomme des *terre-neuve*, parce qu'ils viennent de l'île de *Terre-Neuve?*

— Oui, je sais... d'énormes chiens qui ont un beau poil frisé, une grosse tête, des yeux si doux, un air si bon !

— Tu sais que ces chiens vont très volontiers à l'eau ?

— Oui, et qu'ils nagent très bien.

— Quand un chien de Terre-Neuve voit un homme tombé à la mer, d'instinct il se jette à la nage pour le sauver ; et ordinairement il y réussit, non sans peine quelquefois, et sans danger pour lui-même.

— On devrait en avoir dans les ports de mer, reprit le judicieux Marcel.

— On en a aussi dans certains pays, à Londres, par exemple. Dans le port de Londres, il y a toute une troupe de *chiens de sauvetage* enrégimentés, et dirigés par un grand terre-neuve intelligent, qui, tantôt à lui seul, tantôt avec l'aide de ses compagnons, a sauvé la vie à un grand nombre de personnes.

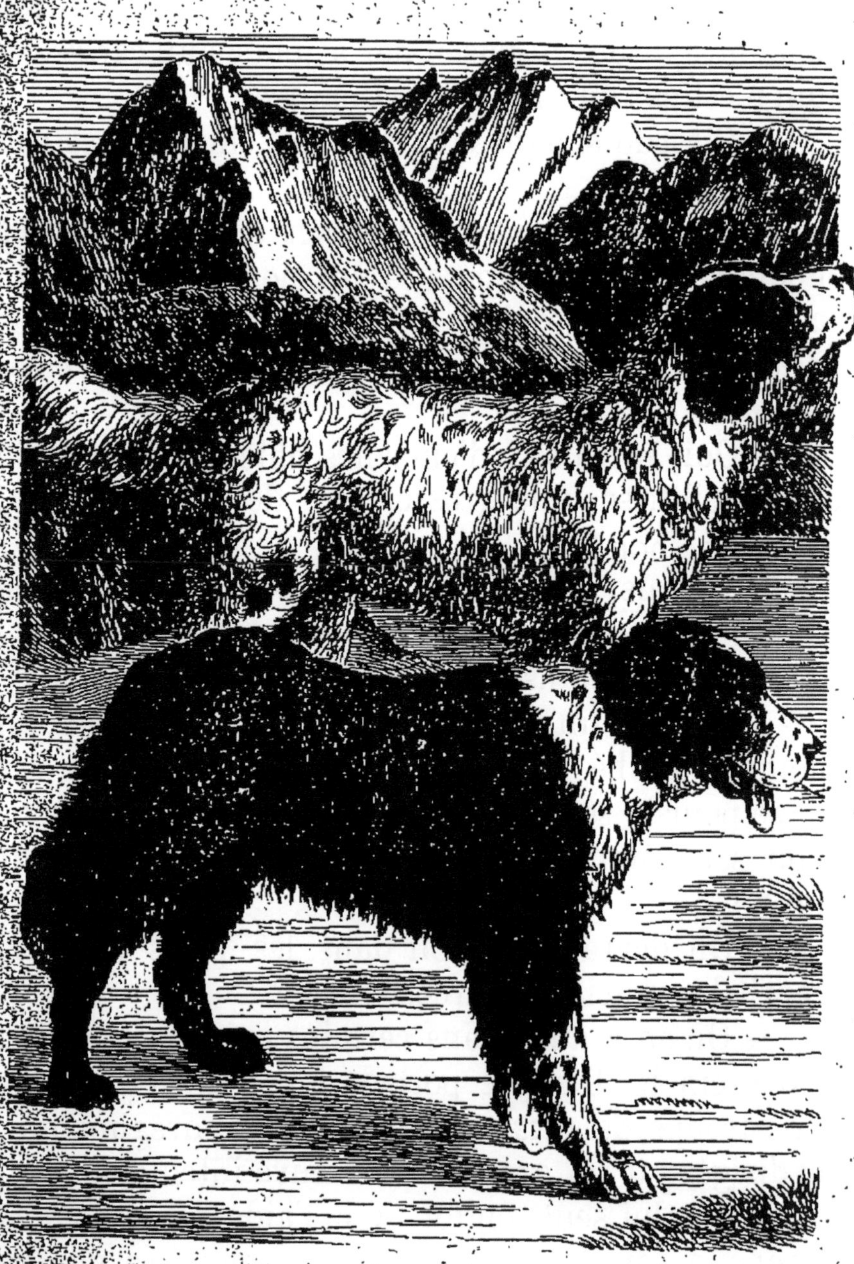

Chiens de l'île de Terre-Neuve.

Avez-vous quelquefois entendu parler de la Sibérie, cet immense pays où il fait si froid, que pendant les trois quarts de l'année la terre y est couverte de neige? Ces régions sont peu habitées, et cependant des voyageurs sont quelquefois obligés de les parcourir. On ne peut pas aller à pied : ce serait trop dangereux, à cause des loups et des ours. Aller à cheval n'est pas possible non plus, les chevaux entreraient dans la neige jusqu'aux genoux ; et puis avec quoi les nourrir ? il n'y a ni herbe ni fourrage.

— Comment fait-on alors ?

— On va en voiture ; mais on a des voitures sans roues qui s'appellent des *traîneaux ;* et ce ne sont pas des chevaux qu'on y attelle, c'est..... Devinez, mes enfants ?

— Des chiens ?

— Oui, des *chiens de Sibérie.* Seulement, au lieu d'un ou deux chevaux, il faut une dizaine de chiens pour chaque traîneau.

— Et comment dirige-t-on ces chiens? Leur met-on un mors et une bride.

— Non, mes enfants : on les attelle simplement les uns devant les autres. Le conducteur du traîneau a un long fouet, mais il ne s'en sert presque jamais ; il dirige ses chiens de la voix. Les chiens ne sont pas attelés tous de front, ni sur une seule file ; il y en a un qui marche devant les autres ; c'est le plus fort et le plus intelligent : on l'appelle le *chef de file.* Un bon chef de file a beaucoup de valeur : c'est lui qui reconnaît la route, et qui guide tout l'attelage.

— Ils vont vite?

— Très vite! surtout si les chiens sentent derrière eux des loups. Alors ils *entraînent* le *traîneau* si rapidement, que la neige vole tout autour comme un tourbillon de fumée.

— Et de quoi peut-on nourrir ces chiens de Sibérie?

— De très peu de chose : de quelques poissons salés, et des animaux sauvages qu'ils chassent eux-mêmes.

— Comme c'est heureux pour les gens de ce pays d'avoir une telle race de chiens, dit Marcel.

— Partout, mon enfant, dans tous les pays, le chien est précieux pour l'homme. Sans le chien, la garde des troupeaux est presque impossible, et la chasse est pénible et peu fructueuse. Beaucoup de gens ne chassent plus que par plaisir et pour prendre de l'exercice; mais autrefois il y avait beaucoup de gibier, la chasse était une grande ressource pour la nourriture de l'homme. Il y avait en outre un grand nombre d'animaux féroces à détruire.

— C'est sans doute pour cela qu'on a dressé des *chiens de chasse?*

— Oui, sans doute; mais leur éducation n'était pas difficile à faire. Le chien étant un animal *carnivore* a naturellement l'instinct de poursuivre le gibier.

— Le chien, un animal carnivore? Pourtant il mange de tout!

— Quand on l'y habitue..... mais les chiens sauvages ne vivent que de leur chasse. Il y a une remarque que je veux vous apprendre à faire vous-mêmes, mes enfants : les carnivores, animaux de proie, ont tous quatre dents, dont deux à chaque mâchoire, plus fortes et plus longues que les autres. Voyez les chats et les chiens. On appelle ces dents des *canines*, c'est-à-dire des dents *de chien*, des dents comme en ont les chiens. Nous aussi, nous avons des canines, mais elles ne sont pas plus longues que nos autres dents, parce que nous ne sommes pas destinés à en faire usage pour déchirer la viande crue.....

— Oh, non! dirent ensemble tous les enfants avec un geste de répugnance.

— Les chiens n'ont pas d'autres armes que leurs dents; car leurs griffes ne sont ni longues ni acérées comme celles des chats. Les loups et les renards, qui ressemblent beaucoup au chien, ont les griffes semblables aux siennes.

Quelle que soit leur espèce, tous les chiens se ressemblent en quelque chose. La preuve, c'est que lorsque vous en voyez un, vous ne le confondez avec aucun autre animal. Cependant il y a de grandes différences entre certaines *races* de chiens, entre les *dogues* et les *caniches*, entre les chiens de *Terre-Neuve* et les *levrettes*. On choisit un chien parmi ces races suivant l'usage qu'on en veut faire... Allons, dites-moi vous-mêmes la race qui convient à chaque emploi :

— Je ne sais pas!

— Ni moi non plus.

— Je gage que vous le savez. Ou bien qu'en réfléchissant vous le trouverez tout de suite. Voyons :

pour un chien de garde, qui doit défendre nos propriétés, est-ce un petit chien de poche que nous prendrons?

— Oh, non!

— Il faut un chien fort et courageux, dit Julien.

— Nous choisirons donc, entre tous, le *dogue*. Vous connaissez le dogue, n'est-ce pas?

— Oui, dit Henriette. Il a une grosse, grosse tête.

— Il mord! ajouta Marcel; il ne faut pas s'en approcher.

— C'est son devoir, mes enfants, de garder la maison et d'avertir si quelqu'un entre. Ceux qui ne sont pas à la chaîne, qui vont et viennent dans la maison, étant moins malheureux, sont beaucoup plus familiers et plus doux, ce qui ne les empêche pas d'être d'aussi bons gardiens la nuit.

— Et pour garder les troupeaux, faut-il aussi un chien fort?

— Sans doute; mais en outre il faut qu'il soit agile. Les dogues seraient un peu lourds. On prend quelquefois les *mâtins*, mais de préférence on choisit plus souvent l'espèce particulière appelée *chien de berger*. Les chiens de berger sont plus petits que les dogues, ont les pattes plus fines, le poil plus rude, le museau plus effilé; ils sont intelligents, vigilants, actifs; et ils ressemblent au loup qu'ils sont destinés à combattre.

Les chiens qui doivent vivre dans les pays froids ont le poil long et épais; les terre-neuve l'ont soyeux; les chiens de montagne presque laineux.

— Et les chiens de Sibérie?

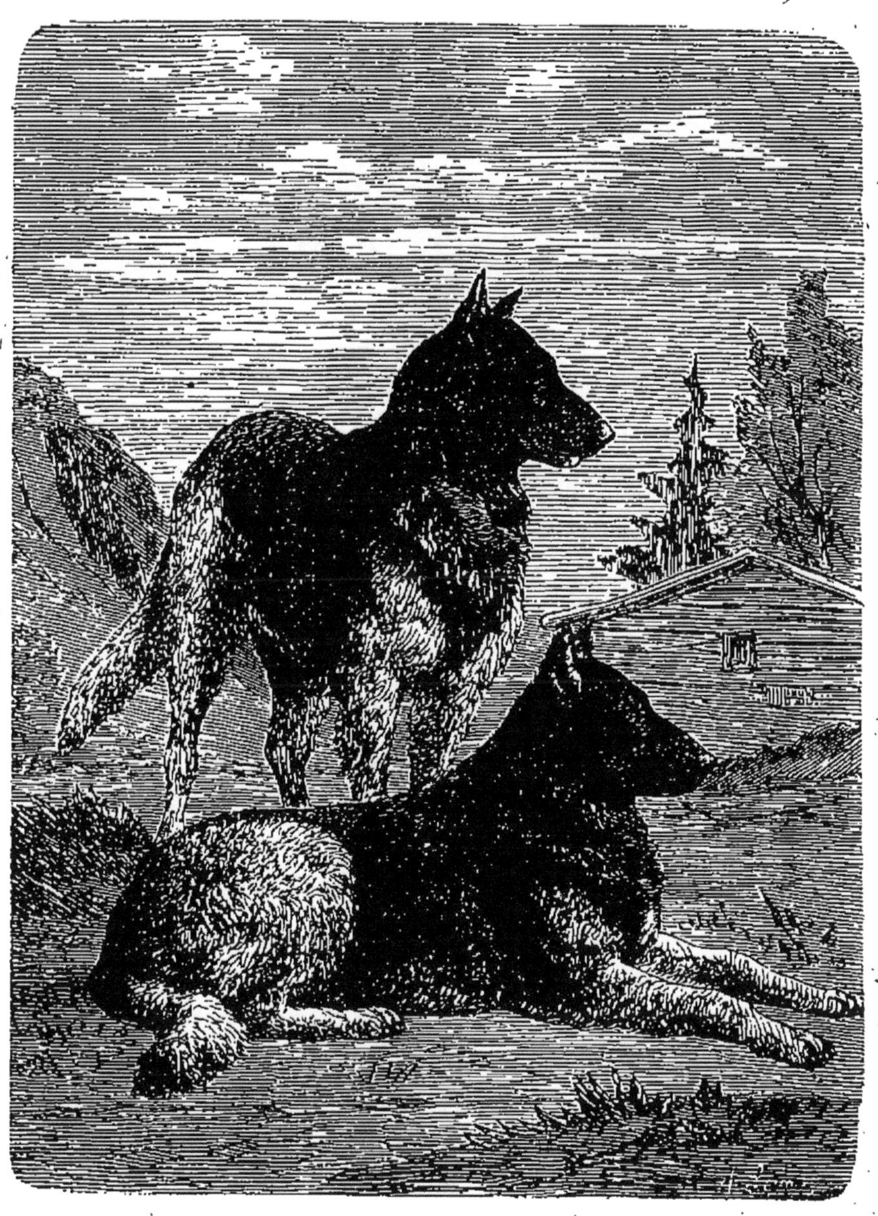

Chiens de bergers.

— Ceux-là, originaires du pays où on les emploie, peuvent supporter le froid. Ils ont le jarret

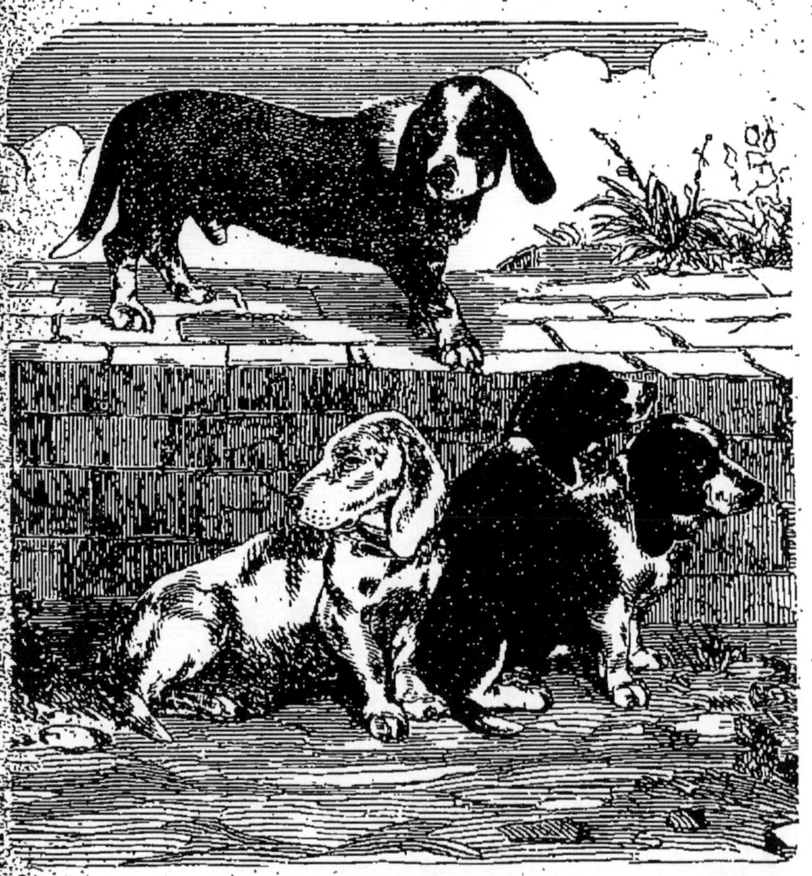

Bassets à jambes torses.

solide, l'instinct de trouver leur route; et ils ont ces qualités naturellement.

— Et les chiens de chasse?

— Tous les chiens chassent plus ou moins; cependant on les choisit suivant la chasse qu'on veut faire.

Pour *chasser la grosse bête*, comme on dit, c'est-à-dire le loup, le sanglier, il faut de grands chiens très forts. Pour chasser les lièvres, il faut des chiens agiles. Pour chasser les lapins jusqu'au fond de leurs terriers, il faut des chiens à jambes courtes, appelés *bassets*.

La principale qualité des chiens de chasse, c'est d'avoir *du nez*, c'est-à-dire d'avoir l'odorat fin et bien exercé, afin de suivre le gibier *à la piste*. Ils ont naturellement l'instinct de la chasse, comme je vous l'ai déjà dit; mais il faut achever leur éducation; c'est-à-dire leur apprendre à rapporter au chasseur le gibier qu'ils ont pris, au lieu de s'en régaler eux-mêmes. Un grand nombre de chiens chassant ensemble forment ce qu'on appelle une *meute*.

— J'ai vu une fois, dit Marcel, un grand chien, avec de longues jambes fluettes, un museau pointu, et maigre à faire peur... On voyait toutes ses côtes...

— C'était un *lévrier*. Cette race de chiens de chasse est devenue très rare; mais il y a de jolies petites *levrettes* qui leur ressemblent beaucoup, excepté pour la taille et la force; car les levrettes sont toutes petites et toutes frêles, tandis que les lévriers sont de grands chiens très forts.

Vous avez remarqué aussi les petits roquets, et ces bichons si intelligents, mais si rageurs. Hargneux comme des enfants gâtés, ils poursuivent tout le monde de leurs aboiements aigus. Les gros chiens, qui ont conscience de leur force, se tiennent plus tranquilles : eux ont une voix grave, et quand ils disent quelque chose, ils ont l'air de parler sérieusement.

— Ce sont des *épagneuls*, n'est-ce pas maman,

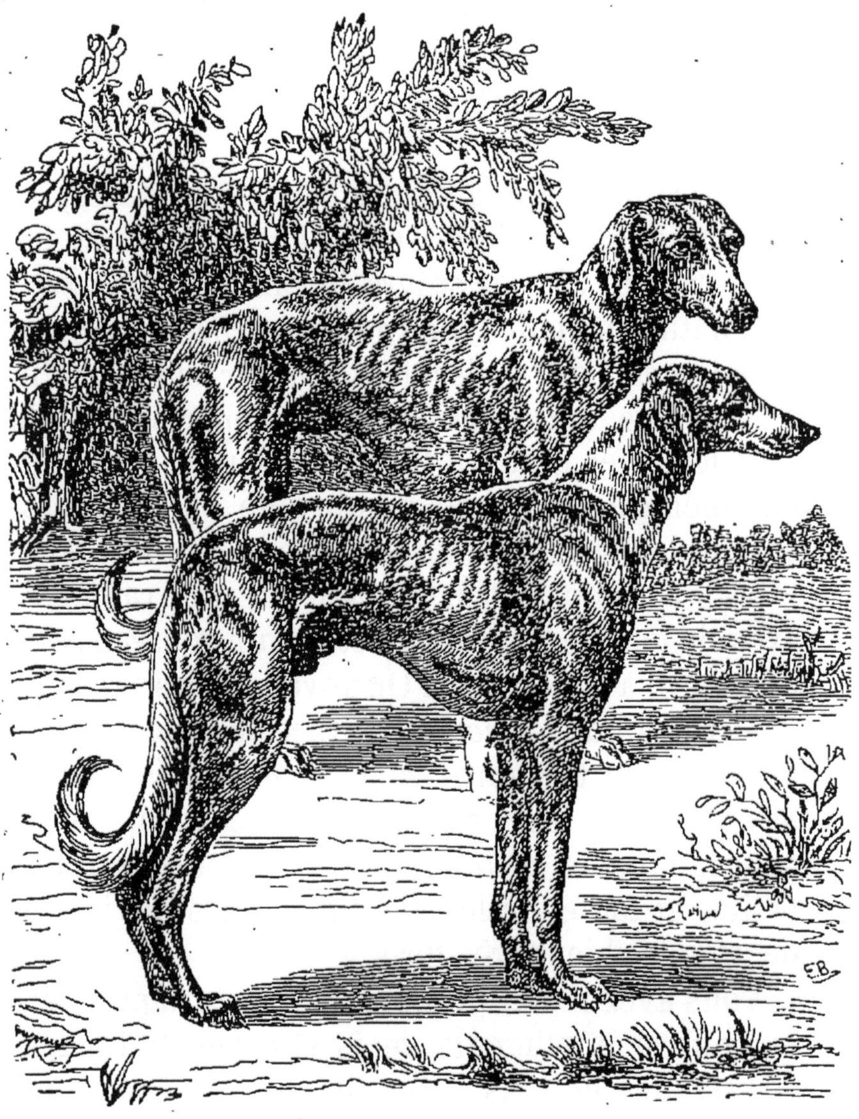

Lévriers de Syrie.

ces chiens qui ont leurs poils comme de longues soies, et les oreilles pendantes ?

— Oui, mon enfant ; et à ce propos il faut que je

vous dise, mes petits amis, que les chiens qui ont les oreilles droites, comme les dogues, les chiens de berger, les mâtins, sont plus près de l'état sauvage que ceux qui ont les oreilles longues et pendantes,

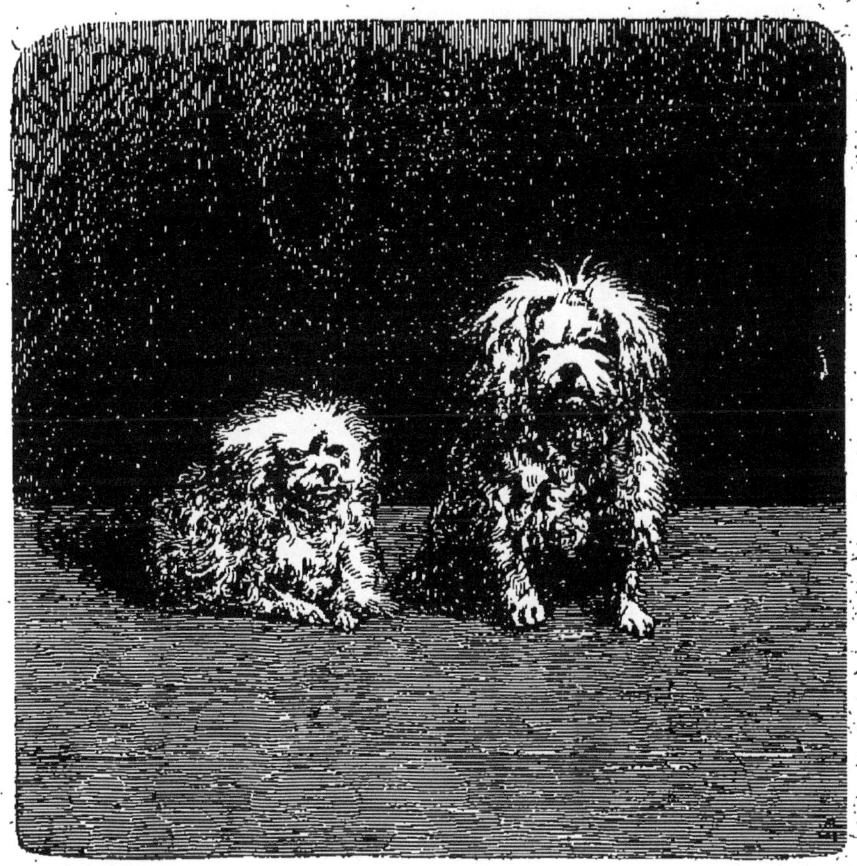

Bichons de la Havane.

comme les épagneuls. On dirait qu'avoir l'*oreille basse* est un signe d'asservissement.

On parle souvent de l'affection et du dévouement que le chien, surtout le *barbet*, a pour son maître. Il y a sur ce sujet une foule d'histoires qui sont presque toutes vraies. Je vais vous en raconter

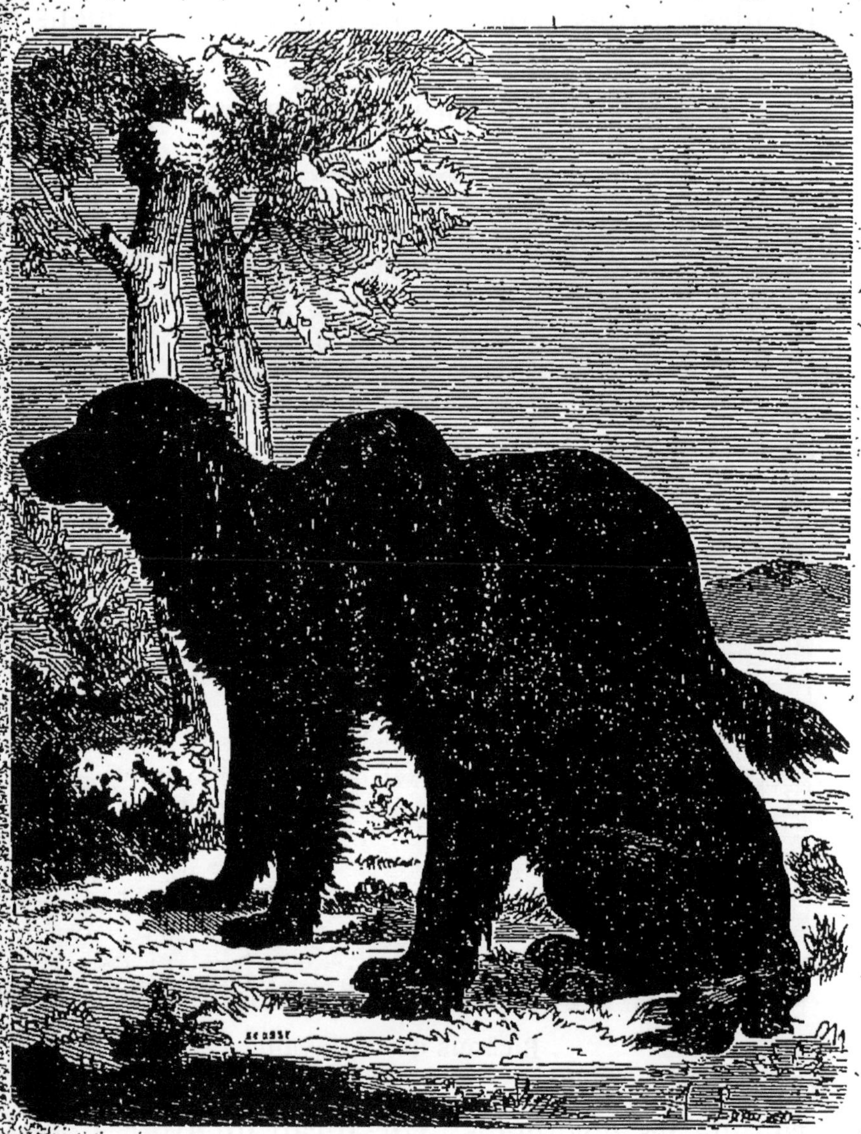

Épagneuls anglais.

une toute petite, que vous ne connaissez pas encore...

— Ah oui ! oui ! une histoire !

— Un jour, un jeune homme se promenait avec son barbet au bord d'une rivière. Il lisait et écrivait

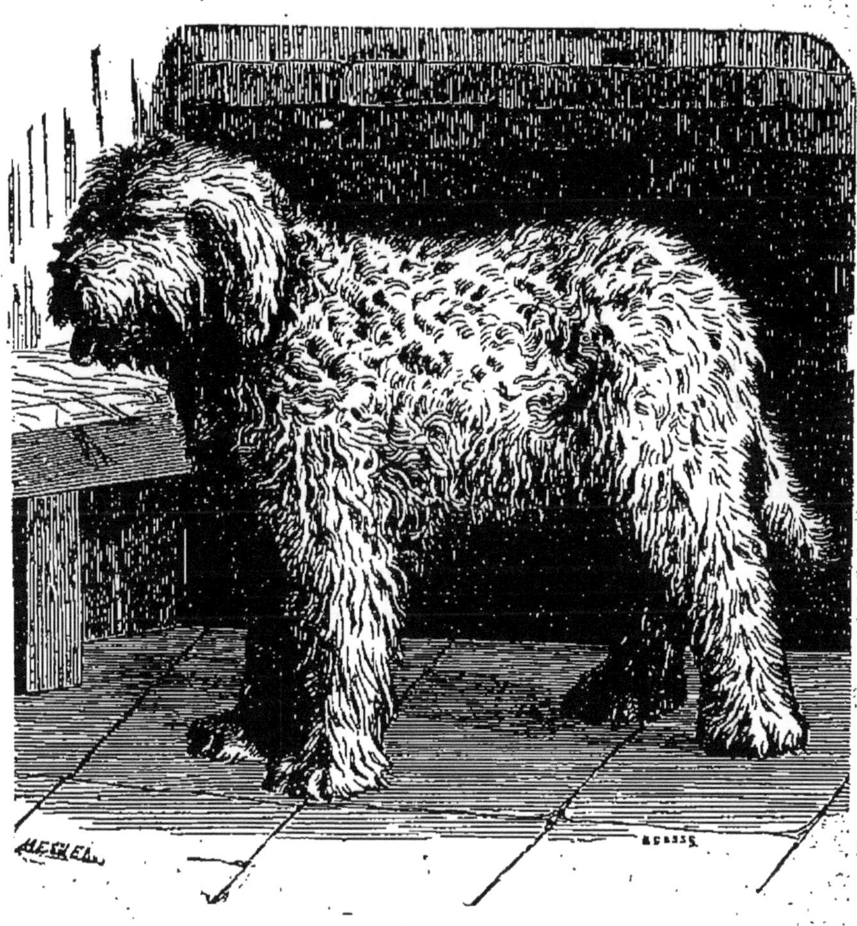

Grand barbet.

tour à tour; c'était un *poète*... Savez-vous ce que c'est qu'un poète?

— Oui, oui; c'est un homme qui écrit des fables et d'autres ouvrages en vers.

— C'est presque cela, quant à la forme du moins. Eh bien donc, le jeune homme suivait tranquillement la rive. Il aperçoit à la surface de l'eau une fleur qui s'épanouissait au soleil, comme ces beaux nénuphars odorants que vous avez vos fleurir sur les étangs. Il eût bien voulu la cueillir, cette fleur; il essaya de l'atteindre avec une branche d'arbre, mais il ne fallait pas y songer : la fleur était trop loin. L'intelligent animal suivait des yeux les gestes de son maître; il regardait alternativement le poète et la fleur, comme pour demander la permission d'aller la chercher. Mais comme la rivière était assez profonde et le courant assez rapide, le jeune homme renonce à son désir, appelle son chien qu'il ne veut pas exposer au danger, et continue sa promenade. Au retour, en passant au même endroit, il n'y songeait plus. Tout à coup le barbet s'élance à la nage, il lutte contre le courant, saisit la fleur dans sa gueule, l'arrache et revient, tout joyeux, la mettre aux pieds de son maître.

— Ah, le bon chien! dirent les enfants; il avait donc compris?

— Sans nul doute. Comment? Je l'ignore, mais il avait compris.

Je pourrais vous raconter encore beaucoup d'autres traits de l'intelligence et du dévouement du chien; mais il se fait tard. Ce que je viens de vous dire suffira pour vous faire apprécier comme il doit l'être, un animal qui non-seulement est notre allié et notre défenseur contre les bêtes féroces, mais qui met encore à notre service tout ce que Dieu lui a donné de force, de courage, d'intelligence et de fidélité.

Questionnaire

A quel ordre appartient le chien ?
Quel est l'ami de l'homme et son défenseur contre les animaux féroces et contre les voleurs ?
Y a-t-il de nombreuses espèces de chiens ?
Faites la description du chien.
Les diverses espèces de chiens sont-elles très-différentes les unes des autres ?
En quoi les chiens des diverses espèces diffèrent-ils les uns des autres ?
En quoi tous les chiens se ressemblent-ils à l'égard de l'homme ?
Les diverses espèces de chiens sont-elles propres à des usages spéciaux ?
Quelle est la spécialité du chien de garde ?
Quelle race de chien convient pour cet emploi ?
Quelle est la taille du dogue ?
Quelle est la forme de sa tête ?
Quelle est la forme du chien de berger ?
Quelle est sa fonction ?
Le chien de berger rend-il de grands services ?
Quelles sont les bêtes féroces qui menacent les troupeaux dans notre pays ?
Qu'est-ce que les Alpes ?
Qu'est-ce qu'un chalet ?

Y a-t-il du danger pour les hommes dans les montagnes ?
Qu'est-ce que le mont Saint-Bernard ?
Est-il dangereux de s'endormir dans la neige ?
Qu'est-ce que l'hospice du mont Saint-Bernard ?
Pourquoi y a-t-il des chiens dans cet hospice ?
Quel est l'instinct des chiens du mont Saint-Bernard ?
Quels caractères distinguent le chien de Terre-Neuve de tous les autres chiens ?
Pourquoi le nomme-t-on ainsi ?
Quel est son instinct ?
A quel travail a-t-on dressé les chiens du port de Londres ?
Quel est le pays qu'on appelle la Sibérie ?
Quelle est sa température ?

Y a-t-il une race particulière de chiens en Sibérie ?
A quoi les emploie-t-on ?
Qu'est-ce qu'un traîneau ?
Comment attelle-t-on les chiens au traîneau ?
Qu'est-ce que le *chef de file?*
Les chiens attelés aux traîneaux vont-ils vite ?
Pourquoi ne se sert-on pas de chevaux dans la Sibérie ?
Quelle est la nourriture des chiens de traîneaux ?
Qu'appelle-t-on chien de chasse ?
Nommez les principales espèces de chiens de chasse.
Quelle est l'utilité des diverses sortes de chasses ?
Quelles doivent être les qualités du chien qu'on destine à chasser la *grosse bête ?*
Quelles doivent être les qualités du chien qui doit chasser le lièvre ?
De celui qui doit pénétrer dans les terriers ?
Qu'est-ce qu'un basset ?
Un chien courant ?
Un chien d'arrêt ?
De quelle manière le chien reconnaît-il la *piste* du gibier ?
Qu'appelle-t-on une *meute ?*
Quelles sont la taille et la forme du lévrier ?
La taille et la forme de la levrette ?
Par quoi se distinguent les épagneuls ?
Les animaux à oreilles pendantes sont-ils plus ou moins éloignés de l'état sauvage que les chiens à oreilles droites ?
Le chien est-il un animal intelligent ?
Est-il capable de recevoir de l'éducation ?
Est-il plus facile de lui apprendre les choses qui conviennent à ses instincts, que celles qui ne sont pas dans sa nature ?
Est-ce en même temps plus raisonnable et plus respectueux pour la volonté du Créateur ?
Jusqu'à quel point le chien peut-il s'attacher et se dévouer à son maître ?
Citez des histoires qui prouvent ce dévouement.
L'homme doit-il beaucoup au chien ?
Quelle reconnaissance, quelle affection, et quels soins l'homme doit-il à son ami et à son défenseur ?
Est-il besoin d'avoir pour les animaux, et en particulier pour les chiens ou les chats, une tendresse exagérée ?
Pourquoi est-ce mauvais et vraiment ridicule ?

FIN

TABLE

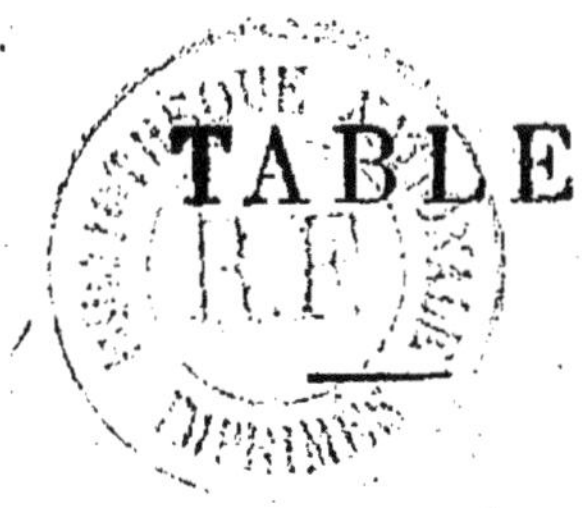

FIN DE LA TABLE.

14035-11. — Corbeil. Imprimerie Crété.

COURS D'ÉDUCATION ET D'INSTRUCTION

PAR Mme PAPE-CARPANTIER

A L'USAGE DES ÉCOLES ET DES FAMILLES

Les volumes destinés aux élèves sont imprimés dans le format grand in-18, contiennent des gravures, et se vendent cartonnés.

CE COURS COMPREND DEUX ANNÉES PRÉPARATOIRES
UNE PÉRIODE ÉLÉMENTAIRE ET UNE PÉRIODE MOYENNE

PREMIÈRE ANNÉE PRÉPARATOIRE (de 5 à 7 ans).

Enseignement de la lecture, à l'aide du procédé phonomimique de M. Grosselin. 50 c.

Tableaux (30) reproduisant la méthode. 3 fr.

Enseignement de la lecture, Exercice complémentaire. 1 vol. 30 c.

Petites lectures morales; premières notions de grammaire. 50 c.

Premières notions d'arithmétique, de géométrie et du système métrique, 50 c.

Premières notions de géographie et d'histoire naturelle, 75 c.

DEUXIÈME ANNÉE PRÉPARATOIRE (de 7 à 8 ans).

Lectures morales et instructives; grammaire. 1 vol. 1 fr.

Histoire naturelle; leçons préparatoires à l'étude de l'hygiène. 1 fr.

PÉRIODE ÉLÉMENTAIRE (de 8 à 10 ans).

Manuel des maîtres, guide de la période élémentaire. 2 fr. 50

Grammaire accompagnée d'exercices; lectures et dictées. 2 fr. 50

Arithmétique; géométrie; système métrique. 1 fr. 50

Premiers éléments de cosmographie; géographie. 1 vol. 1 fr. 50

Histoire naturelle. 1 fr. 50

Premières notions d'hygiène, de physique et de chimie. 1 fr.

PÉRIODE MOYENNE (de 10 à 12 ans).

Grammaire, accompagnée de dictées-exercices. 1 fr. 50

Eléments de cosmographie; géographie de l'Europe. 2 fr. 50

Arithmétique; système métrique; géométrie; dessin. 2 fr.

696-11. — Coulommiers. Imp. PAUL BRODARD. — 5-11.

www.ingramcontent.com/pod-product-compliance
Ingram Content Group UK Ltd.
Pitfield, Milton Keynes, MK11 3LW, UK
UKHW012041240726
13965UKWH00003B/949

9 782013 063364